COOL BLEIBEN UND VATER WERDEN!

Das Papa Handbuch

Wie du als werdender Vater bestmöglich vorbereitet bist auf die schönste Sache im Leben.

Bibliografische Information der Deutschen Nationalbibliothek

Die Deutsche Nationalbibliothek verzeichnet diese Publikation in der Deutschen Nationalbibliografie; detaillierte bibliografische Daten sind im Internet über *http://dnb.dnb.de* abrufbar.

Für Fragen und Anregungen
k.mario@gmx.at

ISBN: 978-3-200-07732-4

Originalausgabe
Erste Auflage 2021

Covergestaltung: 99Designs
Korrektorat: Dr. Renate Feikes
Lektorat: Dr. Renate Feikes
Druck und Bindung: Amazon
Buchsatz: Jenalyn Amigable-Mallari

INHALT

HAFTUNGSAUSSCHLUSS

Die Verwendung der Information in diesem Buch und die Umsetzung derselben erfolgt ausdrücklich auf eigenes Risiko. Verlag und Autor können für etwaige Unfälle und Schäden jeder Art, die sich bei deren Verwendung ergeben (z.B. aufgrund fehlender Sicherheitshinweise), aus keinerlei Rechtgrund die Haftung übernehmen. Haftungsansprüche gegen Verlag und Autor für Schäden jeglicher Art, die durch die Nutzung oder Nichtnutzung der Informationen bzw. durch die Nutzung fehlerhafter und/ oder unvollständiger Informationen verursacht wurden, sind ausgeschlossen. Folglich sind auch Rechts- und Schadenersatzansprüche ausgeschlossen. Der Inhalt dieses Werkes wurde mit größter Sorgfalt erstellt und überprüft. Verlag und Autor übernehmen keine Haftung für die Aktualität, Richtigkeit und Vollständigkeit der Inhalte des Buches, ebenso nicht für Druckfehler. Es kann keine juristische Verantwortung sowie Haftung in irgendeiner Form für fehlerhafte Angaben und daraus entstandenen Folgen vom Verlag bzw. Autor übernommen werden.

Der Inhalt darf nicht mit medizinischer oder psychologischer Hilfe verwechselt werden.

Für die Inhalte von den in diesem Buch abgedruckten Internetseiten sind ausschließlich die Betreiber der jeweiligen Internetseiten verantwortlich. Verlag und Autor haben keinen Einfluss auf Gestaltung und Inhalte fremder Internetseiten. Verlag und Autor distanzieren sich daher von allen fremden Inhalten. Zum Zeitpunkt der Verwendung waren keinerlei illegalen Inhalte auf der Webseiten vorhanden.

HAFTUNG FÜR EXTERNE LINKS

Unser Buch enthält Links zu externen Webseiten Dritter, auf deren Inhalte wir keinen Einfluss haben. Deshalb können wir für diese fremden Inhalte auch keine Gewähr übernehmen. Für die Inhalte der verlinkten Seiten ist stets der jeweilige Anbieter oder Betreiber der Seiten verantwortlich. Die verlinkten Seiten wurden zum Zeitpunkt der Verlinkung auf mögliche Rechtsverstöße überprüft. Rechtswidrige Inhalte waren zum Zeitpunkt der Verlinkung nicht erkennbar. Eine permanente inhaltliche Kontrolle der verlinkten Seiten ist jedoch ohne konkrete Anhaltspunkte einer Rechtsverletzung nicht zumutbar. Bei Bekanntwerden von Rechtsverletzungen werden wir derartige Links umgehend entfernen.

VORWORT

„Vater werden ist nicht schwer, Vater sein dagegen sehr!" Dieses Zitat hast Du gewiss schon einmal gehört—vor allem, wenn Du zu den Glücklichen gehörst, die in nächster Zeit Papa werden. Vielleicht läuten in Deinem Kopf schon die Alarmglocken, wenn Du so einen Spruch gesagt bekommst, vielleicht tust Du ihn auch einfach als Witz ab. Fakt ist: Die meisten werdenden Väter bekommen zumindest ein flaues Gefühl im Magen, wenn sie an die Schwangerschaft, die bevorstehende Geburt und die erste Zeit mit ihrem Baby denken. Keine Angst—das ist ganz normal und ging auch mir nicht anders.

Natürlich kommen jetzt jede Menge Veränderungen auf Dich zu und es ist nichts Ungewöhnliches, sich zu fragen, wie Du das alles schaffen sollst. Unzählige Fragen geistern durch Deinen Kopf: Wie wird die Schwangerschaft ablaufen? Wie kannst Du Deine

Partnerin während der Geburt unterstützen? Musst Du wirklich am Geburtsvorbereitungskurs teilnehmen? Wie baust Du eine gute Bindung zu Deinem Baby auf? Wie bekommst Du Deine Karriere und Dein Kind unter einen Hut? Kannst Du all die Kosten überhaupt stemmen? So viele Fragen auf einmal können ganz schön beängstigend sein. Doch keine Panik: Du hast schon den ersten richtigen Schritt getan, indem Du Dir dieses Buch gekauft hast. Denn hier erhältst Du auf all diese und viele weitere Fragen eine Antwort. Außerdem bekommst Du Kapitel für Kapitel wertvolle Tipps, wie Du Deine Partnerin während der Schwangerschaft begleitest, bei der Geburt unterstützt und Deinem Kind ein guter Papa wirst.

Mit dem positiven Schwangerschaftstest Deiner Partnerin beginnt eine sehr aufregende Zeit, die Dir viel abverlangen wird. Du brauchst jetzt vor allem Durchhaltevermögen, einen eisernen Willen und eine Extraportion Verständnis. Denn natürlich befindet sich auch die werdende Mama in einer Ausnahmesituation. Aber als moderner Papa wird es Dir gelingen, sie auf dem Weg zu eurem kleinen Wunder bestmöglich zu unterstützen. In diesem Buch erfährst Du, wie Du Deine Sorgen bezüglich Deiner Vaterschaft ablegen kannst, um Dich wieder auf das Wesentliche und das wirklich Schöne zu konzentrieren—nämlich die Tatsache, dass ihr bald zu dritt seid. Und vergiss dabei nie: Perfekte Partner oder Väter gibt es nicht. Fehler sind menschlich. Also entspann Dich und glaube daran: Du wirst das Kind schon schaukeln!

KAPITEL 1

VATERSCHAFT IM WANDEL DER ZEIT

Als werdender Papa hast Du sicher vor allem ein Ziel: Du möchtest Deiner Partnerin ein guter Mann und Deinem Kind ein toller Vater sein. Nachdem ich erfahren hatte, dass ich Vater werde, hatte ich zudem noch ein weiteres Ziel: Ich wollte ein moderner Papa sein und mich nicht von den klassischen Rollenbildern prägen lassen. Auch in meinem Freunden- und Bekanntenkreis hörte ich diesen Wunsch häufig. Dabei entstanden oft hitzige Diskussionen. Denn ehrlich gesagt, weiß niemand so genau, was es eigentlich bedeutet, ein moderner Papa zu sein.

Was zeichnet einen modernen Vater aus? Und wodurch unterscheidet er sich vom traditionellen Vater? Das sind Fragen, die mir persönlich—und Dir mit hoher Wahrscheinlichkeit auch—immer wieder durch den Kopf gegangen sind, nachdem meine Partnerin schwanger wurde. Dieses erste Kapitel ist daher genau diesen Fragen gewidmet. Ich erläutere Dir hier, was das traditionelle Männerbild und die moderne Männlichkeit mit Deiner Rolle als Vater zu tun haben. Außerdem verrate ich Dir, was ein moderner Papa anders macht als ein traditioneller Vater und wie es Dir gelingt, Deine Vaterschaft einfühlsam und liebevoll umzusetzen.

DIE MÄNNLICHKEIT WIRD NEU INTERPRETIERT!

Was bedeutet eigentlich Männlichkeit? Welche Charaktereigenschaften sind typisch für Männer? Gibt es solche Eigenschaften überhaupt? Oder ist es viel eher das allgemeine Bild der Gesellschaft, das Männer in ihrem Tun und ihrer persönlichen Entfaltung prägt? Fest steht: Der Begriff der Männlichkeit erfährt seit einigen Jahrzehnten einen Wandel. Die Männlichkeit wird seither neu interpretiert, was für Männer auch mehr Freiheiten bedeutet. In diesem Abschnitt schauen wir uns einmal an, was von Männern früher erwartet wurde und wie sich diese Erwartungen im Laufe der Zeit geändert haben.

Traditionelle Männlichkeit

Männlichkeit—dieser Begriff war früher klar definiert. Die traditionelle Männerrolle ist eng mit Leistung, Erfolg, Macht, Härte und Wettbewerb verbunden. Schon Kinder wurden—und werden noch immer—auf dieses Männerbild sozialisiert. Von klein auf bekamen und bekommen Buben von ihren Eltern Glaubenssätze übermittelt, die dieses Verständnis unterstützen: „Ein Indianer kennt keinen Schmerz" oder „Nur Mädchen weinen" sind typische Sätze, die viele Burschen im Laufe ihrer Kindheit nicht nur einmal gehört haben. Und solche Sätze prägen nachhaltig. Deshalb haben häufig schon Schulkinder, die dem männlichen Geschlecht angehören, verinnerlicht, dass sie keine Schwäche zeigen dürfen, sich immer anstrengen und viel arbeiten müssen, damit sie den Erwartungen ihrer Eltern und der Gesellschaft genügen können. Schon im Jahr 1976 fasste der Autor Robert Brannon die damals gültigen Erwartungen an Buben und Männer in vier einfachen Punkten zusammen:

1. Buben und später Männer dürften keine Verhaltensweisen an den Tag legen, die mädchenhaft wirken
2. Von echten Männern könne nur gesprochen werden, wenn sie Erfolg haben—und dieser Erfolg ließe sich nur über Konkurrenz, Kampf und Leistung erreichen
3. Burschen und später Männer müssen in der Lage sein, jedem Sturm zu widerstehen—mit viel Härte und Unerschütterlichkeit
4. Buben und später Männer sollten alles wagen und echte Siegertypen sein

Dieses Rollenbild der Männlichkeit wurde über Jahrhunderte und Jahrtausende gefestigt und geht damit einher, dass bis heute viele Burschen und

Männer den gesellschaftlichen Verhaltensweisen und Überzeugungen entsprechen. Das alte Rollenbild eines Mannes wird auch heute noch häufig durch die Familie, die Schule, die Arbeit, den Sport, das Militär, die Religion, die Medien und andere soziale Beziehungen geprägt und gestärkt.

DIE NEUE MÄNNLICHKEIT

Immer mehr Männer haben aber keine Lust mehr darauf, sich von äußeren Einflussfaktoren so stark bestimmen zu lassen. Seit ungefähr 1960 zeichnet sich nach und nach immer stärker eine neue Männlichkeit ab. Jeder Mann muss seine eigene Interpretation der Männlichkeit leben und diese immer wieder in Frage stellen und anpassen, um seine Persönlichkeit frei entfalten zu können. Allerdings schränkt die Tradition die Freiheit bei der Entfaltung der Persönlichkeit auch heute noch stark ein. Selbst, wenn Du das traditionelle Männerbild als falsch betrachtest und Dich bewusst davon abwenden willst, werden die gesellschaftlichen Zwänge und Traditionen nach wie vor auch Deine Gegenwart bestimmen. Das Bild eines Mannes, das über Generationen hinweg weitergegeben wurde, beeinflusst die Männer auch heute noch stark. Deshalb ist es sehr schwer, sich in dieser Hinsicht nachhaltig zu verändern, wenngleich Du auch längst begriffen hast, dass das alte Männerbild nicht mehr zeitgemäß ist.

Trotzdem zeichnet sich spätestens seit Beginn der 80er-Jahre ein positiver Trend ab. Dadurch, dass die Frauen bedingt durch das Aufkommen des Feminismus zunehmend stärker und unabhängiger wurden, kam es auch unter den Männern zu einem Einstellungswandel. Sie waren zunächst verunsichert, nach und nach wurde es aber beispielsweise üblich, dass diese im Haushalt mithalfen. Die Männer schätzten, dass ihre Frauen nun selbst erwerbstätig waren. Auch in der Sexualität nahmen die Männer mehr Rücksicht auf ihre Partnerinnen als noch einige Jahre zuvor. Männer wurden insgesamt sanfter. Im Jahre 1988 gab das Bundesfamilienministerium eine Studie über die „Geschlechtsrollen im Wandel" beim Institut für angewandte Sozialwissenschaft in Auftrag. Sie kam zu dem Schluss, dass Männer verstärkt an der Erziehungs- und Hausarbeit teilnahmen und finanzielle Entscheidungen mit ihren Frauen gemeinsam trafen. Das frühere Machtgefälle in der Partnerschaft war zu diesem Zeitpunkt beinahe nicht mehr vorhanden. Die Befragten dieser Studie stimmten aber nach wie vor zu, dass sich der Mann nur mit seinem Beruf wirklich selbstverwirklichen könne und seine Erwerbstätigkeit weiterhin höchste Priorität habe.

Dieser Trend setzt sich bis heute weiter fort. Gerade auf der zwischenmenschlichen Ebene wird von Frauen gefordert, dass ihre Männer gut zuhören, einfühlsam sind und Rücksicht nehmen. Im Beruf hingegen wird von Männern bis heute häufig noch viel Leistung erwartet. Genau das macht es für den modernen Mann oft schwierig, sich frei zu entfalten. Die Erwartungen an Männer sind nach wie vor hoch: Einerseits sollen sie dem modernen Männerbild entsprechen und sensibel und umsichtig sein, andererseits wird aber noch immer erwartet, dass sie den coolen Mann von einst verkörpern. Diese Gratwanderung zu schaffen, ist für viele Männer nicht einfach—und das gilt gerade für werdende Papas wie Dich.

WAS ZEICHNET MODERNE VÄTER AUS?

Von der neuen Männlichkeit lässt sich auch ein verändertes, modernes Vaterbild ableiten. Noch vor einigen Jahrzehnten lag die Kindererziehung komplett in der Hand der Frau. Ein Mann, der draußen den Kinderwagen schob, die Windeln wechselte und nachts aufstand, um das Fläschchen zu geben? Undenkbar! Glücklicherweise zeichnet sich seit einigen Jahren aber ein anderer Trend ab. Moderne Väter machen viele Dinge anders als ihre eigenen Väter und Großväter. Wo genau liegen die Unterschiede?

Der moderne Vater ist nicht nur am Wochenende präsent.

Moderne Väter sind nicht einfach nur bereit dazu, ihren Partnerinnen mit der Kindererziehung zu helfen. Sie sind sich bewusst, dass sie ein vollwertiger Elternteil sind und die Erziehung und Betreuung der Kinder somit zur Hälfte auch ihre Aufgabe ist. Genau deshalb ist es für den modernen Vater selbstverständlich, ab der Schwangerschaft so oft wie möglich mit dabei zu sein – und zwar beim Geburtsvorbereitungskurs ebenso wie während der Geburt im Kreißsaal und auch nach der

Geburt. Moderne Väter sind keine Wochenendväter, sondern nehmen sich eine berufliche Auszeit, um Zeit mit ihren Kindern zu verbringen.

Der moderne Vater kümmert sich gut um sein Kind

Moderne Väter sind bereit, sich aktiv um ihre Kinder zu kümmern. Das bedeutet nicht nur, dass sie mit ihren Kindern spielen und Zeit mit ihnen verbringen, sondern auch, dass sie ihre Kinder füttern, wickeln, anziehen und ins Bett bringen. Der moderne Vater hilft bei der Einschlafbegleitung, trägt das Baby herum, um es zu beruhigen und geht mit ihm zum Arzt, wenn das nötig ist. Er ist bereit, sein weinendes Kind zu trösten.

Der moderne Vater empfindet sein Kind nicht als Belastung

Dabei verbringt der moderne Vater auch wirklich gerne Zeit mit seinem Kind. Er empfindet es nicht als Belastung, die einfach nebenher läuft, sondern rückt es in den Fokus. Das Kind wird in modernen Familien oft zum lebensverändernden Mittelpunkt. Stress, kurzzeitige Überforderung und Schlafmangel nehmen moderne Väter in Kauf, weil sie das eigene Kind als Bereicherung für ihr Leben empfinden. Statt sich nachts auf das Sofa zurückzuziehen, um genügend Schlaf zu bekommen, stehen moderne Väter schwierige Nächte gemeinsam mit der Mutter durch.

Der moderne Vater übernimmt Aufgaben im Haushalt

Für den modernen Vater ist es selbstverständlich, Aufgaben im Haushalt zu übernehmen, die über die

Kindererziehung und -betreuung hinausgehen. Er wechselt sich mit seiner Partnerin ab, das Essen zuzubereiten, übernimmt bestimmte Reinigungstätigkeiten und kümmert sich um die Wäsche. In einer modernen Familie werden die Aufgaben oft fair aufgeteilt.

Der moderne Vater ist kommunikativ

Der moderne Vater profitiert von seiner neuen Vaterrolle. Durch die Erfahrungen, die er mit seinen Kindern sammelt, wird er selbstbewusster, souveräner und reifer. Er lernt, mit neuen Herausforderungen umzugehen und Stress besser zu bewältigen. Zudem helfen die Kinder ihm dabei, auch mal Schwäche zu zeigen und für die Ratschläge anderer offener zu sein. Ein moderner Papa hat viele Eigenschaften, die dem traditionellen Vater abgesprochen werden. Er ist kommunikativer und kann gut über seinen Seelenzustand sprechen. Darüber hinaus handelt er sehr gefühlvoll und möglichst immer im Sinne seiner Kinder und Familie. Er zeigt seinem Kind echte Gefühle und hat somit einen stärkeren Bezug zum Kind, als dies früher der Fall war.

Der moderne Vater legt weiterhin viel Wert auf seinen Job

All das bedeutet aber nicht, dass der moderne Vater kein Karrieremensch mehr ist. Im Gegenteil: Er legt weiterhin viel Wert auf einen gut bezahlten Job. Dies dient heutzutage aber weniger dem Zweck des Ruhms und der Anerkennung, sondern vielmehr dazu, seine Familie finanziell abzusichern. Gleichzeitig wünschen sich viele moderne Väter flexiblere Arbeitszeitmodelle.

Viele von ihnen arbeiten zumindest zeitweise in Teilzeit. Sie wünschen sich nicht nur ein gutes Gehalt, sondern auch familienfreundliche Arbeitszeiten und die Möglichkeit, im Homeoffice zu arbeiten, um lange Fahrtwege zu sparen.

LEITBILD VON VATERSCHAFT - DAS BILD DES „TRADITIONELLEN VATERS"

Obwohl sich die moderne Vaterschaft einer wachsenden Beliebtheit erfreut, gibt es immer noch viele Familien, in denen das traditionelle Vatermodell vorherrscht. Doch was genau bedeutet das eigentlich? Seit dem 18. Jahrhundert hat sich das ideale Bild des Vaters enorm gewandelt. Schauen wir uns doch einmal die geschichtliche Entwicklung des Leitbildes von Vaterschaft an.

Der Vater im 18. und 19. Jahrhundert

Im 18. Jahrhundert waren Familien patriarchalisch organisiert. Der Mann war die Autoritätsperson und wichtig, damit der Haushalt effektiv funktionierte. Er hatte eine weitreichende Verantwortung und nahm gegenüber seiner Partnerin und seinen Kindern eine sehr dominante Rolle ein. Insbesondere die Vater-Sohn-Beziehung war zu jener Zeit sehr bedeutend. Frauen hingegen wechselten meist nahtlos aus der Autorität ihres Vaters in die Autorität ihres Ehemannes.

Im 19. Jahrhundert nahm der Einfluss der Väter auf das Leben ihrer Kinder langsam ab. Die Autorität des Vaters ließ nach, aber gleichzeitig ging auch sein Engagement für die Familie zurück. Da es zu einer verstärkten Trennung des Arbeitsplatzes und des Haushalts kam, wurden nun auch die Arbeitsbereiche von Frauen und Männern erstmals strikt aufgeteilt. Väter hatten nur noch wenig Kontakt zu ihren eigenen Kindern, weil sie viel Zeit in der Arbeit verbrachten. In dieser Zeit entstand das traditionelle Bild vom Vater als Ernährer der Familie.

Der Vater bis zur Nachkriegszeit

Ähnlich wie heute wurde bereits zu Beginn des 20. Jahrhunderts schon einmal von Vätern gefordert, ihre Frauen stärker zu unterstützen und sich mehr für die Familie zu engagieren. Es wurden Gesetze eingeführt, welche die mangelhafte Unterstützung der Familie und die Misshandlung von Frauen und Kindern unter Strafe stellten. Es gab Kampagnen, die Väter dazu bringen sollten, mehr mit ihren Familien zu unternehmen. Allerdings sah die Praxis oft anders aus. Die Kampagnen verfolgten eher den Zweck, zu verhindern, dass die nur von den Frauen betreuten Söhne „verweichlichen“ könnten.

Vor und während des Zweiten Weltkrieges war der ideale Vater wieder der traditionelle Beschützer und Ernährer. Gleichzeitig sollte er seine Familie disziplinieren. Die höhere Arbeitslosigkeit in jener Zeit führte aber dazu, dass viele Väter ihr Selbstbewusstsein verloren und sich von ihren Familien abwandten. Sie neigten zu Alkoholmissbrauch und Gewalt.

In der Nachkriegszeit war man bestrebt, das traditionelle Familienmodell zu restaurieren. Männer sollten sich vermehrt als Geschlechtsrollenmodell engagieren und als Disziplinierungsperson agieren. Die Betreuung der Kinder war aber keine Aufgabe des Vaters. Väter sollten ihre Söhne in die eigenen Hobbys einbeziehen, ohne jedoch die Windeln zu wechseln oder Hausarbeiten zu erledigen.

Der Vater in den 60er-Jahren

Erst in den 60er-Jahren wurde dieses Leitbild der Vaterschaft in Frage gestellt. Zu jener Zeit wurde die Rolle des Mannes als Ehemann und Partner von der Politik und der Wissenschaft in einem bisher nie dagewesenen Umfang diskutiert. Die hohen Scheidungsraten trugen dazu bei, dass Väterrechtsbewegungen entstanden, welche das Anrecht auf Umfang und Sorgerecht einforderten. Sowohl Männer als auch Frauen kämpften gegen die familiären Rollen, die ihnen seit Jahrzehnten auferlegt worden waren, an. Das familiäre Leben wurde seither neugeordnet, was schließlich Stück für Stück zu dem Ideal des modernen Vaters führte, welches viele Männer heute anstreben.

ENGAGIERTE UND EINFÜHLSAME VATERSCHAFT: WAS BEDEUTET DAS?

Eine der wichtigsten Aufgaben des modernen Vaters besteht darin, einfühlsam und engagiert zu sein. Doch was genau bedeutet das für einen modernen Vater eigentlich? Wenn Du zum ersten Mal Vater wirst, hast Du zunächst die Aufgabe, Dir neben der Mutter und dem Kind einen eigenen Platz zu suchen. Manchen Vätern fällt das leicht, anderen eher schwer. Beides ist in Ordnung. Was Du jedoch nicht machen solltest: Dich einfach abwenden und nur Zuschauer sein. Jedes Baby braucht nicht nur seine Mutter, sondern auch seinen Vater—und zwar von Anfang an.

TIPP

So früh wie möglich in den Babyalltag einsteigen! Fange am besten direkt nach dem positiven Schwangerschaftstest an, Dich als Papa zu engagieren. Entlaste und motiviere Deine Partnerin und zeige ihr, dass Du ein einfühlsamer Vater sein wirst. Stell Dir vor, Deine Partnerin und Du seid eine Mannschaft beim Ballsport. Genauso wie beim Sport müsst auch ihr als Eltern so früh wie möglich klären, wo es auf eine gute Zusammenarbeit ankommt und wer sich um welche Aufgaben kümmert.

Wie Du Deiner Partnerin ab der Schwangerschaft zeigen kannst, dass Du ein engagierter und einfühlsamer Papa sein willst, erläutere ich Dir in den nächsten Abschnitten.

Gemeinsam schwanger sein

Deine Partnerin ist schwanger und Du... fühlst Dich irgendwie außen vor? Ja, das ist ein Gefühl, das fast jeder werdende Papa zu Beginn der Schwangerschaft hat. Dafür gibt es viele Gründe:

- Die Frau zieht sich am Anfang der Schwangerschaft zurück, um sich auf die neuen Umstände einzustellen
- Die Schwangerschaft ist noch nicht richtig greifbar, denn der Bauch Deiner Partnerin ist noch flach und auch sonst sieht alles normal aus
- Deine Partnerhin hat schon erste Schwangerschaftsbeschwerden, bei denen Du ihr nicht helfen kannst

Doch auch, wenn Du Dich vielleicht ausgeschlossen fühlst, solltest Du Deiner Partnerin jetzt besonders viel Aufmerksamkeit schenken. Bring ihr Frühstück ans Bett, gönne ihr eine Massage und creme ihren Bauch ein. Für viele werdende Väter wird die Schwangerschaft greifbarer, wenn sie das erste Mal mit bei einer Ultraschalluntersuchung waren. Die Herztöne zu hören und den kleinen Minimenschen auf dem Bildschirm zu sehen, sind unbestreitbare Tatsachen dafür, dass Du wirklich Papa wirst. Später, wenn der Bauch der Mama wächst und die ersten Tritte auch von außen spürbar sind, kannst Du schon richtig Kontakt zu Deinem Baby aufnehmen. Lege die Hand auf den Bauch, erzähle ihm etwas oder singe ein Schlaflied. Schon jetzt kann das Baby Deine Stimme hören und wird sie nach der Geburt wiedererkennen. Dann weiß es sofort: Auch Du bist sein sicherer Hafen!

GEMEINSAM ZUM GEBURTSVORBEREITUNGSKURS

Zugegeben: Das ist ein Punkt, vor dem vielen werdenden Vätern graut. Ja, auch ich gehörte zu den Papas, die sich am liebsten vor dem Geburtsvorbereitungskurs gedrückt hätten. Aber nichts da! Dieser Kurs ist ein absolutes Muss. Erstens bereitet er Dich bestmöglich auf die bevorstehende Geburt vor, bei der Du als engagierter und einfühlsamer Papa natürlich dabei bist. Zweitens hilft er auch, Dir einige Ängste und Sorgen zu nehmen. Die Hebamme zeigt Dir im Geburtsvorbereitungskurs, mit welchen Handgriffen, Massagetechniken und Worten Du Deiner Partnerin während der Geburt die Schmerzen lindern kannst. Sie gibt Dir praktische Tipps für die erste Zeit nach der Geburt—wie etwa das Papa-Baby-Bonding. Zudem erfährst Du, wie Du die Mama beim Stillen unterstützen kannst. Obendrein gibt es auch noch viele Erfahrungsberichte von anderen Männern, die teils dieselben Ängste haben wie Du und teils schon zum zweiten Mal Papa werden, sodass sie Dir auch etliche Sorgen nehmen können.

Gemeinsam die Geburt meistern

Heutzutage sind die meisten Väter im Kreißsaal mit dabei, wenn ihr Baby zur Welt kommt. Das möchte ich Dir auch wärmstens empfehlen! Dieses Ereignis wirst Du Dein Leben lang nicht wieder vergessen. Die Geburt mitzuerleben, wird nicht nur euch als Paar zusammenschweißen, sondern Dir auch direkt den Start als Papa erleichtern. Das wenige Minuten alte Neugeborene zu sehen, den ersten Schrei zu hören, beim ersten Stillen dabei zu sein... All das sind Momente, die Dein Herz mit Liebe erfüllen werden, was die Bindung zwischen Dir und Deinem Baby von Anfang an stärkt. Vor der eigentlichen Geburt musst Du keine Angst haben. Im Prinzip gibt es für Dich nur drei wichtige Aufgaben:

1. Da sein
2. Mit Deiner Partnerin sprechen
3. Bei Bedarf für Deine Partnerin sprechen

Das schaffst Du! Nach der Geburt sind es übrigens oft die Papas, die beim Messen und Wiegen des Kindes dabei sind, weil die Mütter noch zu erschöpft sind. Auch diese Tätigkeiten bieten Dir wieder die Möglichkeit, ein erstes zartes Band mit Deinem Baby zu knüpfen.

GEMEINSAM ELTERN SEIN

Endlich ist das Baby da! Nun hast Du die Gelegenheit, wirklich zu beweisen, was für ein engagierter und einfühlsamer Papa Du bist. Das bedeutet in den ersten Tagen nach der Geburt vor allem, dass Du da bist, mit ihm kuschelst und es trägst, wenn es nicht einschlafen kann oder Bauchweh hat. Später kannst Du dann mit dem Baby spielen, um die Bindung zu stärken. In dieser Hinsicht ist Dein Einsatz besonders wichtig, denn Papas spielen etwas wilder und trauen ihren Kindern meist mehr zu. Dadurch wird die motorische und geistige Entwicklung Deines Babys gefördert. Auch vor dem Wickeln, Anziehen und Füttern solltest Du nicht zurückschrecken. Grundsätzlich gilt: Jede Art der Kontaktaufnahme fördert die Papa-Kind-Bindung und hilft Dir dabei, ein wirklich einfühlsamer Papa zu werden. Engagiert und einfühlsam zu sein, bedeutet aber auch, Deine Partnerin zu entlasten. Alles, was Du für sie tust, tust Du am Ende auch für das Kind. Auch eine Mama hat schließlich nur begrenzte Kapazitäten. Ist ihr Akku leer, leidet darunter auch das Baby. Umso wichtiger ist es, dass Du Dich jetzt um sie kümmerst und ihr den Säugling gelegentlich abnimmst, damit sie ihre Akkus laden kann. Gerade, wenn Du auch mal alleine auf das Baby aufpasst, kannst Du zudem eine unabhängige und emotionale Bindung zu dem Kind aufbauen.

VORFREUDE AUF DAS BABY

All die Sorgen, Ängste und Fragen, die ab dem Tag des positiven Schwangerschaftstests in Deinem Kopf herumschwirren, können manchmal die Vorfreude auf euer kleines Wunder etwas trüben. Das ist ganz normal und kein Grund zur Panik! Deiner Partnerin wird es höchstwahrscheinlich nicht anders gehen, sodass als Faustregel erst einmal gilt: Redet über eure Gefühle! Das hilft, Ängste zu reduzieren und sich wieder auf das Wesentliche zu fokussieren – nämlich euer kleines Baby, welches eure Welt bald bereichern wird. Hier habe ich schon mal ein paar Tipps für Dich, die Dir dabei helfen werden, die Vorfreude auf das Baby während der Schwangerschaft nicht zu verlieren:

Die Geburtsklinik zusammen besichtigen

Wann immer Du Deine Partnerin zum Frauenarzt begleiten kannst, um Dein Baby beim Ultraschall zu sehen: Tu es! Es steigert die Vorfreude unermesslich, gemeinsam das wachsende Baby zu sehen und das Herz schlagen zu hören. Außerdem könnt ihr die Geburtsklinik besichtigen. Die Vorstellung, dass ihr hier bald zusammen euer Baby auf die Welt bringt, lässt jedes Papaherz höherschlagen.

Frühzeitig auf Namenssuche gehen

Noch bevor ihr das Geschlecht erfahrt, könnt ihr gemeinsam nach einem Namen suchen und Listen mit euren Lieblingsnamen anlegen.

TIPP

Einen seltenen Namen wählen Die Gesellschaft für deutsche Sprache veröffentlicht jedes Jahr die Liste der Top-Mädchen und -Bubennamen, die am häufigsten vergeben wurden. Streiche am besten alle Namen auf eurer Liste durch, die auch unter den beliebtesten Namen vertreten sind. Andernfalls wird Dein Kind später mal eines von 10 Lukas oder Anna im Kindergarten und in der Schule. Und das will doch eigentlich niemand, oder?

Nach der Geschlechtsverkündung könnt ihr euch dann schon auf einen Namen festlegen. Du wirst sehen, sobald Dein Kind einen Namen hat, wird alles wieder etwas greifbarer und realistischer. Die Vorfreude steigt dann ins Unermessliche!

Erstausstattung kaufen und Kinderzimmer einrichten

Neben der Namenssuche gibt es noch einen weiteren wichtigen Punkt auf der Liste, den ihr abhaken könnt, wenn ihr mal wieder das Gefühl habt, die Vorfreude auf das Baby ist euch etwas verlorengegangen: Kümmert euch um die Erstausstattung und das Kinderzimmer! Gerade dieser Punkt führt bei vielen werdenden Eltern auch zu Stress und Ängsten: Was brauchen wir alles? Wie viel Geld müssen wir investieren? Haben wir genug Platz? Wenn dieser Punkt einmal abgehakt ist, braucht ihr euch diesbezüglich also keine Gedanken machen. Außerdem werdet ihr schnell sehen, wie viel Spaß es macht, den Kinderwagen, die Babyschale, das Babybett und die Wickelkommode auszusuchen, das Zimmer zu streichen und mit Postern zu dekorieren, damit ein perfektes kleines Reich für euer Baby entsteht.

Papierkram frühzeitig erledigen und vorbereiten

Finanzielle Sorgen trüben Deine Vorfreude auf das Baby? Dann geh auch diesen Punkt so schnell wie möglich an! Bereite sämtliche Anträge wie etwa den Elterngeldantrag oder den Antrag für das Kindergeld vor, lass Dich zu möglichen Zuschüssen und Förderungen informieren und erstelle einen Sparplan für die Elternzeit. Wenn Du erst einmal handfeste Zahlen vor Augen hast, wirst Du auch sehen, dass ihr die finanziellen Aspekte irgendwie gestemmt bekommt—und kannst Dich wieder uneingeschränkt auf Dein Baby freuen.

KAPITEL 2

WAS VÄTER ÜBER DIE SCHWANGERSCHAFT UND GEBURT WISSEN SOLLTEN

Als meine Partnerin schwanger war, sagte ihre Hebamme zu ihr: „Die Schwangerschaft und die Geburt lassen sich mit einem Marathonlauf vergleichen. Du hast ein klares Ziel vor Augen, aber es kostet Zeit und Mühe, bis es langsam näher kommt. Und wenn es fast da ist, hast Du eigentlich keine Kraft mehr und möchtest am liebsten alles hinschmeißen. Aber gerade zum Ende hin musst Du noch einmal alles geben." Diese Sätze kannst Du Dir schon einmal verinnerlichen, denn sie sind wirklich wahr. Je weiter die Schwangerschaft Deiner Partnerin fortschreitet, desto mehr wird sie sich wünschen, dass sie endlich vorbei ist. Und dann braucht sie noch einmal viel Kraft—und Deine Unterstützung—für die letzten

Wochen und die Geburt. In diesem Kapitel erfährst Du alles, was Du über die Schwangerschaft, die Geburt und das Wochenbett wissen solltest, damit ihr diese Zeit gemeinsam bestmöglich meistern könnt.

SCHWANGERSCHAFT-AUCH FÜR DEN PAPA EINE AUFREGENDE ZEIT

Wenn Deine Partnerin einen positiven Schwangerschaftstest in der Hand hält, beginnt eine unglaublich aufregende Zeit—sowohl im positiven als auch im negativen Sinn. Nicht nur sie durchlebt jetzt eine regelrechte Achterbahn der Gefühle, auch Dir als Papa wird das Gefühlschaos nicht erspart bleiben. Die gute Nachricht: Du bist nicht der erste Vater, der so etwas durchlebt. Und viele andere Papas vor Dir haben es auch schon geschafft. Deshalb gilt jetzt vor allem: einen kühlen Kopf bewahren und Deine Partnerin unterstützen, so gut es geht. Mit meinem Insiderwissen aus diesem Kapitel und meinen praktischen Tipps für die Schwangerschaft Deiner Herzensdame wird Dir das auf jeden Fall gelingen. Versprochen!

WIR SIND SCHWANGER - WORAUF DU DICH JETZT EINSTELLEN MUSST

Die Frage: „Hilfe, meine Frau ist schwanger—worauf muss ich mich jetzt einstellen?" geht wirklich allen werdenden Vätern durch den Kopf—gerade bei der ersten Schwangerschaft. Fest steht aber auch: Eine pauschale Antwort gibt es nicht. Denn: Jede Frau ist anders, jede Schwangerschaft ist anders und—das kannst Du Dir schon mal für die Zukunft merken—jedes Baby ist anders. Folgende Punkte treffen aber auf die meisten schwangeren Frauen zu und geben Dir schon einmal einen ungefähren Vorgeschmack darauf, was Dich in den nächsten Wochen und Monaten erwartet:

- Die Hormonumstellung führt zu diversen Schwangerschaftsbeschwerden—allen voran Übelkeit und Erbrechen am Morgen sind in den ersten Wochen nicht unüblich.
- Deine Partnerin ist möglicherweise gerade am Anfang sehr müde und braucht tagsüber plötzlich ein Mittagsschläfchen.
- Stimmungsschwankungen sind keine Seltenheit. Gerade noch war Deine Frau voller guter Laune—und plötzlich bricht sie in Tränen aus.
- Der wachsende Bauch macht manchen Frauen zu schaffen. Sie hadern mit sich und ihrem Körper und das Selbstbewusstsein leidet.
- Saure Gurken und Schokocreme? Derartige Essensgelüste sind seltener, als Du vielleicht annehmen wirst. Tatsächlich entwickeln die meisten Frauen aber in der Schwangerschaft Vorlieben für Dinge, die sie vorher nicht mochten. Umgekehrt kann es auch sein, dass ihnen vom einstigen Lieblingsgericht plötzlich übel wird.
- Viele Schwangere vergessen plötzlich die banalsten Dinge, sind ständig auf der Suche nach ihren Schlüsseln und versäumen wichtige Ter-

mine (Von diesem Thema kann ich ein Lied singen). Wenn Deine Liebste Dich wieder einmal bei einer Verabredung sitzen lässt, möchte sie Dich damit nicht vor den Kopf stoßen. Sie leidet einfach an der typischen Schwangerschaftsdemenz. Das liegt daran, dass sie sich jetzt automatisch auf ihr Baby und die damit verbundenen Herausforderungen konzentriert, sodass das Gehirn viele andere Dinge als nebensächlich erachtet—und einfach vergisst.

- Eine Begleiterscheinung, die Dich als Mann wahrscheinlich besonders hart trifft, ist die häufig mit der Schwangerschaft einhergehende sexuelle Unlust. Diese hat mehrere Ursachen: Die hormonelle Umstellung des Körpers, die Übelkeit, die Müdigkeit, die schmerzenden Brüste und der wachsende Bauch—all das zusammen kann dazu führen, dass Deiner Partnerin erstmal nicht der Sinn nach Sex steht. Auch wenn's schwer fällt: Versuche verständnisvoll zu bleiben und keinen Druck zu erzeugen. Bei vielen Frauen kommt die Lust auf Sex dann automatisch wieder, wenn die Schwangerschaft etwas vorangeschritten ist.
- Wenn das Baby wächst, kommen häufig andere Beschwerden. Die Übelkeit ist nun vergangen, stattdessen leidet Deine Frau jetzt unter Rückenschmerzen, Sodbrennen und muss ständig zur Toilette. Auch nicht gerade angenehm—für keinen von euch!

Es gibt natürlich auch Frauen, die jede Phase der Schwangerschaft intensiv und in vollen Zügen genießen und kaum Beschwerden haben. Umso besser! Worauf Du Dich aber auf jeden Fall einstellen musst: Deine Liebste wird viel Redebedarf haben – über die Schwangerschaft, die Geburt und das Baby.

TIPP

Es ist nur eine Phase!

Ich gebe zu: Manchmal ist es gar nicht so einfach, die Veränderungen der eigenen Partnerin so stark mitzuerleben, wenn Du selber nur bedingt etwas dagegen tun und ihr helfen kannst. Trotzdem solltest Du gelassen bleiben. Was mir persönlich geholfen hat, war das Mantra: „Es ist nur eine Phase!" Keine dieser Veränderungen ist für immer. Spätestens nach der Geburt lassen auch die abstrusesten Essensgelüste wieder nach und Du hast Deine alte Partnerin zurück.

Bitte versteh mich nicht falsch: Natürlich wird nach der Geburt nie wieder alles so sein wie vorher. Ein Baby bedeutet Veränderung. Immer. Der kleine Mensch wird Dein ganzes Leben auf den Kopf stellen. Aber Du musst keine Angst haben, dass Deine Partnerin für immer so stark von ihren Hormonen gesteuert sein wird wie jetzt während der Schwangerschaft. Morgendliche Übelkeit,

Tränenausbrüche an der Supermarktkasse und Marmelade auf der Schinkenpizza werden irgendwann wieder der Vergangenheit angehören.

SCHWANGER ALS MANN?! DAS COUVADE-SYNDROM

Ein Punkt, auf den Du Dich als werdender Papa ebenfalls einstellen musst: Nicht nur Deine Frau ist schwanger, sondern auch Du! Natürlich nicht im eigentlichen Sinne, aber möglicherweise wirst auch Du ein paar merkwürdige Symptome an Dir feststellen: Dein Bauch kann wachsen, Du leidest eventuell unter Stimmungsschwankungen und vielleicht wird Dir sogar morgens immer übel. Schuld daran ist das Couvade-Syndrom. Betroffen sind vor allem empathische Männer, die sich gut mit der Situation ihrer schwangeren Frau identifizieren können. Die Gründe für das Auftreten dieses Phänomens sind aber noch nicht abschließend geklärt. Es wird vermutet, dass die körperlichen Reaktionen vor allem psychosomatisch bedingt sind. Möglicherweise sind aber auch bestimmte Hormone an der Entstehung des Couvade-Syndroms beteiligt.

TIPP

Wenn Dein Bauch wächst, verschwindet dieser nach der Geburt nicht so schnell wieder bei Deiner Frau. Vielleicht solltest Du also schon während der Schwangerschaft ein bisschen Sport treiben. Schaden kann es nicht! ;-)

Besorgniserregend ist das Couvade-Syndrom jedenfalls nicht. Wenn Du die oben beschriebenen Symptome an Dir bemerkst, musst Du also nicht den Arzt konsultieren. Stattdessen gilt dasselbe wie bei Deiner Partnerin: Nach der Schwangerschaft ist alles wieder vorbei.

MIT VORFREUDE DURCH DIE EINZELNEN PHASEN DER SCHWANGERSCHAFT

Die Schwangerschaft wird medizinisch in drei Phasen unterteilt:

- 1. Trimester: Woche 1 bis 12
- 2. Trimester: Woche 13 bis 26
- 3. Trimester: Woche 27 bis zur Geburt

Rechnerisch beginnt die Schwangerschaft am ersten Tag der letzten Periode. Obwohl Deine Frau in den ersten beiden Wochen noch nicht wirklich schwanger ist, zählt man sie mit, da sich der genaue Tag der Befruchtung schwer bestimmen lässt. Diese erfolgt etwa in Woche drei. Ab diesem Zeitpunkt geht es dann auch los mit den Schwangerschaftssymptomen, weil das Schwangerschaftshormon HCG nun in verstärktem Umfang gebildet wird. Übelkeit bis zum Erbrechen, starke Müdigkeit, Stimmungsschwankungen, Abneigungen gegen bestimmte Lebensmittel, Appetitlosigkeit, Heißhunger, ständiger Harndrang, Schwindel, Verstopfung und Sodbrennen sind die häufigsten Begleiterscheinungen im ersten Trimester. Manche Frauen sind stark betroffen, andere spüren fast gar nichts. Gegen Ende des ersten Schwangerschaftsdrittels beginnt dann auch der Bauch zu wachsen. Das Kind ist auf dem Ultraschallbild schon deutlich als solches erkennbar, hat eine Länge von etwa sechs Zentimetern und besitzt bereits alle wichtigen Organe. Ein echtes kleines Wunder wächst von nun an immer schneller im Bauch Deiner Frau heran. Wow!

Das zweite Trimester wird von vielen Frauen als Wohlfühltrimester beschrieben. Wahrscheinlich lassen die Anfangsbeschwerden dann nach und Deine Partnerin ist über diese Tatsache sehr erleichtert. Sie wird überwiegend gute Laune haben und der Nestbautrieb setzt ein. Das heißt, sie will langsam mit dem Kauf der Erstausstattung beginnen, das Kinderzimmer einrichten und einen Namen finden. Da der Bauch jetzt zunehmend größer wird, können aber gegen Ende des zweiten Trimesters bereits Rückenschmerzen und Beinkrämpfe auftreten. Auch eine verstopfte Nase, Nasenbluten und Zahnfleischbluten sind häufige Beschwerden in dieser Zeit. Später kommen oft noch Kurzatmigkeit, Pigmentstörungen und Juckreiz der Haut hinzu. Darüber hinaus werdet ihr im zweiten Trimester viele schöne Momente erleben: Wenn ihr möchtet, könnt ihr euch das Geschlecht eures Babys mitteilen lassen. Außerdem werdet ihr etwa ab der 18. Woche erstmals die Bewegungen des Ungeborenen spüren. Wahrscheinlich fühlt diese zuerst nur die werdende Mama, aber keine Panik: Es wird nicht lange dauern, bis Du die herzhaften Tritte und Boxschläge ebenfalls spüren kannst, wenn Du geduldig die Hand auf den Babybauch legst und wartest.

Ab Woche 27 fängt das dritte Trimester an. Viele Schwangere beginnen nun wieder, sich unwohl zu fühlen. Der Bauch wird immer schwerer und es kommen neue und unschöne Begleiterscheinungen dazu. Schwellungen an den Händen, den Füßen und im Gesicht sind nun häufig. Es können auch erste Wehen auftreten, denn der Körper bereitet sich auf die Geburt vor und übt fleißig. Möglicherweise drückt das Baby auf die Blase oder verursacht unangenehmes Sodbrennen. Die Rückenschmerzen werden ebenfalls nicht weniger. Im dritten Trimester nimmt das Baby im Idealfall seine Geburtsposition ein und liegt mit dem Kopf nach unten im Beckeneingang. Ab Woche 37 ist dann Aufatmen angesagt, denn das Baby gilt nun nicht mehr als Frühgeburt. Dann steht dem Beginn der Geburt nichts mehr im Wege!

ÜBELKEIT, ERBRECHEN, STIMMUNGSSCHWANKUNGEN

Wie Du nun weißt, bringt jedes Trimester der Schwangerschaft andere Beschwerden für Deine Partnerin mit. Doch wie kannst Du sie denn nun konkret bei den unangenehmen Begleiterscheinungen in der Schwangerschaft unterstützen? Ich habe Dir im Folgenden eine Liste mit Tipps für die verschiedenen Wehwehchen Deiner Partnerin zusammengestellt. Probiere sie aus und versuche, Deiner Liebsten damit etwas Linderung zu verschaffen:

- Schwangerschaftsübelkeit: Bringe Deiner Partnerin schon morgens einen kleinen, leicht verträglichen Snack ans Bett. Die Mini-Mahlzeit hilft, die Übelkeit zu bekämpfen. Dadurch, dass Deine Partnerin nicht selbst zum Kühlschrank gehen muss, bleibt sie von unangenehmen Gerüchen verschont, was die Gefahr für morgendliches Erbrechen reduziert. Achte generell darauf, dass die werdende Mama regelmäßig kleine, gut bekömmliche Mahlzeiten zu sich nimmt.

- Müdigkeit: Übernimm nach Möglichkeit Aufgaben im Haushalt, die sonst Deine Frau erledigen muss, damit sie sich häufiger eine Pause gönnen und hinlegen kann. Ihr Körper und das Baby haben das jetzt bitter nötig.
- Rückenschmerzen: Biete Deiner Liebsten jeden Abend eine kleine Massage an. Du musst dafür kein Massageprofi sein. Die Zuwendung Deiner Hände wird Deiner Frau auf jeden Fall guttun!
- Essensgelüste: Du hast etwas Gutes gekocht, aber Deine Frau möchte es nicht essen? Nimm es ihr nicht übel, denn sie kann nichts dafür. Oftmals lösen die Gerüche bei ihr Übelkeit aus. Hat sie hingegen spontane Essensgelüste, versuche, ihr diese zu erfüllen—auch wenn das womöglich bedeutet, dass Du spätabends noch zur Tankstelle fahren muss. Sie wird es Dir danken!
- Gefühlsschwankungen: Puh, manchmal ist es wirklich nicht einfach. Gerade noch war Deine

> Süße voller Tatendrang und guter Laune und plötzlich bricht sie weinend zusammen. Diese Stimmungsschwankungen gehen Dir auf die Nerven? Das geht Deiner Partnerin nicht anders. Sei trotzdem verständnisvoll und nimm sie in die Arme, wenn sie das möchte.

Leider kannst Du Deiner Frau nicht bei allen Schwangerschaftsbeschwerden helfen und ihr sie auch nicht abnehmen. Du kannst aber da sein und sie auffangen, wenn sie das braucht. Außerdem ist es ratsam, jetzt besonders im Haushalt mit anzupacken. Achte darauf, dass der Kühlschrank gefüllt ist, halte die Wohnung sauber, wenn sich Deine Frau nicht dazu in der Lage fühlt und biete ihr immer ein offenes Ohr an. Damit schaffst Du schon einmal beste Voraussetzungen dafür, dass sie die Schwangerschaft trotz all der Beschwerden positiv in Erinnerung behalten wird.

BINDUNGSHORMON OXYTOCIN

Vom Hormon Oxytocin hast Du sicherlich schon einmal gehört. Es hat vor allem auf die Gebärmutter von Frauen einen wichtigen Einfluss, denn es bestimmt gegen Ende der Schwangerschaft die Wehentätigkeit. Nach der Geburt sorgt es dann dafür, dass die Milchgänge in der Brust Muttermilch produzieren und regt den Milchfluss an. Doch auch im männlichen Körper übernimmt Oxytocin eine wichtige Rolle—beispielsweise bei der Ejakulation, weil es die Samenkanälchen der Muskelzellen zusammenzieht.

Bei beiden Geschlechtern hat es zudem folgende Wirkungen:

- Vertrauensstärkend
- Bindungsfördernd
- Stressabbauend
- Angstlösend

Aus diesen Gründen bezeichnet man es auch als Kuschel-, Bindungs- oder Treuehormon. Ein hoher Oxytocin-Spiegel im Blut begünstigt sowohl das Mutter-Kind- als auch das Vater-Kind-Verhältnis.

Gut zu wissen:
Du kannst also schon während der Schwangerschaft Deiner Frau dafür sorgen, die Oxytocin-Ausschüttung in Deinem Körper anzuregen. Auf diese Weise baust Du bereits vor der Geburt eine gute Bindung zu Deinem Baby auf.

Und das funktioniert ganz einfach: Sei präsent! Blende die Schwangerschaft Deiner Partnerin nicht einfach aus, sondern erlebe sie aktiv mit. Sprich mit dem Babybauch, creme ihn ein, streichle ihn, singe ihm etwas vor, schau Dir die Ultraschallbilder an und sprich mit Deiner Partnerin über alles, was Du nach der Geburt mit Deinem Kind erleben möchtest. All die Berührungen und positiven Gefühle wirken auf das Hormon Oxytocin als Freisetzungsreiz, was automatisch die Bindung zu Deinem noch ungeborenen

Baby stärkt. Und davon werdet ihr als Familie alle nach der Geburt profitieren.

SCHWANGERSCHAFT UND SEX: KANN ICH WAS FALSCH MACHEN?

Ein Thema, das viele Männer während der Schwangerschaft beschäftigt, ist natürlich die Sexualität. Die Sorgen und Fragen, die werdenden Papas in dieser Hinsicht durch den Kopf schwirren, sind ganz unterschiedlicher Natur. Einige haben Angst, beim Sex etwas falsch zu machen und dem Baby zu schaden. Andere befürchten eher, dass die Partnerin keine Lust mehr auf Sex haben könnte und das Liebesleben in den nächsten Wochen und Monaten komplett auf der Strecke bleibt. Deshalb möchte ich das Thema Sexualität in der Schwangerschaft in den nächsten Abschnitten genauer aufgreifen, um Dir die wichtigsten Fragen dazu zu beantworten.

Eine Schwangerschaft ist mit vielen körperlichen Veränderungen bei Deiner Partnerin verbunden. Viele Männer finden das aufregend, faszinierend und anziehend. Die volleren Brüste mit ihren dunkler gefärbten Brustwarzen, der runde Bauch, die glänzenden Haare und die rosige Haut der Schwangeren wirken auf viele Männer sehr sexy. Diese Faszination sorgt dafür, dass zahlreiche werdende Papas besonders häufig Lust auf mehr verspüren.

Du musst aber nicht an Dir zweifeln, wenn bei Dir das Gegenteil der Fall ist. Es gibt auch Männer, die wegen der körperlichen Veränderung ihrer Frauen sehr verunsichert sind. Aus der Brust kann bereits Vormilch austreten, was auf manche Männer befremdlich wirkt. Andere kommen mit der starken Gewichtszunahme ihrer Frauen nicht zurecht und empfinden weniger sexuelle Lust. Mitunter sind es auch die Stimmungsschwankungen der Schwangeren, die auf Männer antörnend wirken. Wieder andere haben Angst, ihrer Partnerin oder dem Baby zu schaden. Einige werdende Väter sind verunsichert, wenn sie daran denken, dass mit dem Ungeborenen noch eine dritte Person beim Sex dabei ist.

Auch die Sorgen und Ängste, die mit der Schwangerschaft Deiner Frau einhergehen, können Deine sexuelle Begierde beeinträchtigen. Das habe ich vermehrt bei mir feststellen können. Möglicherweise hast Du Angst vor der Geburt oder dem Leben zu dritt. Vielleicht befürchtest Du sogar, Deine Karriere hintanstellen zu müssen und hast Existenzängste. Das kann ebenfalls ein wichtiger Faktor dafür sein, dass Du weniger sexuelle Lust empfindest. In solchen Situationen ist es wichtig, mit Deiner Partnerin zu sprechen, um eine Lösung für die Probleme zu finden und den Kopf wieder freizubekommen. Dann kannst Du auch wieder abschalten und sexuelle Lust empfinden.

WANN SEX IN DER SCHWANGERSCHAFT TABU IST

Die gute Nachricht zuerst: Bei einer normal verlaufenden Schwangerschaft ist es aus medizinischer Sicht kein Problem, das Liebesleben wie gewohnt beizubehalten. Das Baby ist umgegeben von Fruchtwasser und der

Gebärmutter. Dadurch ist es bestens geschützt und es spricht nichts gegen regelmäßigen Sex. Unter bestimmten Voraussetzungen solltet ihr aber darauf verzichten, Geschlechtsverkehr zu haben oder zu diesem Thema mit dem behandelnden Gynäkologen Rücksprache halten. Das gilt in folgenden Fällen:

- Infektionen (bei Dir oder Deiner Partnerin)
- Blutungen
- Vorzeitige Wehen
- Plazenta in ungünstiger Lage wie etwa Plazenta praevia
- Vorzeitiger Blasensprung
- Bei vorausgegangenen Fehlgeburten
- Frühgeburtsbestrebungen
- Mehrlingsschwangerschaften

In all diesen Fällen gilt: Richtiger Sex ist nur erlaubt, wenn der Arzt grünes Licht gibt.

TIPP

Tipp bei Sex-Verbot

Ihr habt vom Arzt eine Zwangspause beim Sex verordnet bekommen? Meist gilt diese nur für den direkten Geschlechtsverkehr. In vielen Fällen ist es aber weiterhin völlig unproblematisch, wenn ihr euch gegenseitig auf andere Weise zum Orgasmus bringt. Fragt also im Zweifel nochmal nach, ob wirklich eine komplette Enthaltsamkeit erforderlich ist.

Keine Panik: Ein Sex-Verbot währen der gesamten Schwangerschaft ist nur in äußerst seltenen Fällen erforderlich. Häufig muss maximal ein paar Wochen verzichtet werden. Und sollte dennoch der unglückliche Fall eintreten, dass ihr komplett enthaltsam sein müsst, gilt das Motto: Augen zu und durch. Wenn ihr euer kleines Wunder am Ende gesund in den Armen haltet, lohnt sich das doch allemal, oder nicht?

10 HÄUFIGSTEN GESTELLTEN FRAGEN VON MÄNNERN...

Um das Thema abzuschließen, habe ich mich mit den Fragen befasst, die anderen Männern zum Thema Sex in der Schwangerschaft besonders häufig durch den Kopf gehen. Auch ich habe mir die eine oder andere Frage davon schon gestellt.

1. **„Kann ich dem Baby beim Sex wehtun?"** Nein! Das Baby ist durch die Gebärmutter und das Fruchtwasser optimal geschützt und kann beim normalen Geschlechtsverkehr nicht verletzt werden.
2. **„Hat meine Partnerin während der Schwangerschaft mehr oder weniger Lust auf Sex?"** Beides kann passieren. Manche Frauen fühlen sich ab dem zweiten Schwangerschaftsdrittel attraktiver und verspüren auch aufgrund der hormonellen Veränderungen mehr Lust. Andere hingegen ziehen sich eher zurück, weil sie sich durch den wachsenden Bauch unwohl fühlen und die Hormone bei ihnen die Lust beeinträchtigen.

3. **„Können beim Sex Wehen ausgelöst werden?"** Tatsächlich hat die Samenflüssigkeit eine wehenfördernde Wirkung. Diese setzt aber erst ein, wenn der Körper schon bereit für die Geburt ist. In den letzten Tagen vor dem errechneten Termin könnt ihr ausprobieren, ob Sex dabei hilft, die Geburt auf natürliche Weise etwas anzustupsen. Du musst aber keine Angst haben, dass der Sex bei einer normal verlaufenden Schwangerschaft zu vorzeitigen Wehen führen könnte.
4. **„Kann der Sex zu Infektionen führen?"** Ja, Infektionskrankheiten können beim Sex immer übertragen werden. Gegebenenfalls macht es daher Sinn, während der Schwangerschaft Kondome zu verwenden. Zudem solltet ihr auf ein hohes Maß an Hygiene achten.
5. **„Spürt das Baby, dass wir Sex haben?"** Nein, es wird durch die Bewegungen angenehm geschaukelt. Zudem setzt der Orgasmus der Frau bestimmte Hormone frei, die auch das Wohlbefinden des Babys erhöhen.
6. **„Ich habe keine Lust auf Sex—was kann ich tun?"** Auch Männer haben in der Schwangerschaft manchmal einfach keine Lust auf sexuelle Aktivitäten. Dafür gibt es verschiedene Ursachen, die Du am besten im Gespräch mit Deiner Partnerin herausfinden solltest. Häufig hat die Unlust psychische Gründe—wie etwa die Angst, die Partnerin oder das Baby zu verletzen oder

der Vaterrolle nicht gerecht zu werden. Hier gilt wieder: Reden hilft immer!

7. **„Ich finde meine Partnerin seit der Schwangerschaft nicht mehr attraktiv—was jetzt?"** Ein wachsender Bauch, größere Brüste, volleres Haar—die meisten Männer finden ihre Frauen während der Schwangerschaft besonders reizend. Manche kommen aber nicht mit den körperlichen Veränderungen ihrer Partnerin zurecht und empfinden deshalb keine sexuelle Lust mehr. Das ist in Ordnung und sollte von Deiner Partnerin akzeptiert werden. Gegebenenfalls kannst Du ihr Lust und sexuelle Erfüllung verschaffen, auch wenn Du selbst keine Lust auf Sex hast.
8. **„Ist Sexspielzeug erlaubt?"** Kommt drauf an! Sexspielzeug für die äußere Anwendung an der Klitoris stellt kein Problem dar. Bei Spielzeug, das in die Vagina eingeführt wird, ist hingegen Vorsicht geboten. Es gibt keine gesicherten Erkenntnisse dazu, dass derartige Toys negative Auswirkungen haben. Trotzdem solltet ihr von allzu großen und stark vibrierenden Spielzeugen zum Einführen lieber die Finger lassen.
9. **„Wann ist Sex in der Schwangerschaft tabu?"** In Risikoschwangerschaften solltet ihr lieber verzichten. Das gilt vor allem, wenn Deine Frau mit vorzeitigen Wehen zu tun hat und/oder der Muttermund schon verkürzt oder offen ist. Auch bei vorausgegangenen Fehlgeburten und bei Mehrlingsschwangerschaften ist Vorsicht

geboten und Sex nur nach Absprache mit dem Arzt erlaubt.

10. **„Was sollte beim Sex in der Schwangerschaft grundsätzlich beachtet werden?"** Wichtig ist vor allem, dass es euch beiden Spaß macht. Findet Positionen, die Dir und Deiner Partnerin trotz des wachsenden Bauches angenehm sind. Sprecht über eure Bedürfnisse und habt viel Verständnis füreinander—auch, wenn einer von beiden mal keine Lust hat.

Hast Du darüber hinaus noch weitere Fragen zum Thema Sex in der Schwangerschaft? Zögere nicht, diese beim Gynäkologen anzusprechen, wenn Du Deine Partnerin zu einer Vorsorgeuntersuchung begleitest. Er kann Dir in dieser Hinsicht mit seinem Fachwissen am besten weiterhelfen.

INSIDER TIPP

Erstens kommt es anders—und zweitens als man denkt

Auch wenn Du alle hier genannten Tipps beherzigst, am Geburtsvorbereitungskurs teilnimmst, Dich mit anderen Papas und Deiner Partnerin austauschst, sodass Du Dich perfekt auf die Geburt vorbereitet fühlst, können während der Entbindung zig Fälle auftreten, auf die Du eben nicht vorbereitet bist. Das ist auch ganz normal, denn eine Geburt ist so individuell und facettenreich, dass sich gar nicht jeder Aspekt während der Geburtsvorbereitung abdecken lässt.

ALS PAPA GUT VORBEREITET SEIN!

Je mehr die Schwangerschaft Deiner Partnerin fortschreitet, desto häufiger werden Deine Gedanken um die bevorstehende Geburt kreisen. Dabei spürst Du möglicherweise ein leises Unbehagen oder womöglich auch die nackte Panik—beides ist ganz normal. Eine Geburt so nah mitzuerleben ist ein wahres Wunder. Allerdings ist es für viele werdende Väter auch etwas Unvorstellbares, weshalb das Ereignis schon im Vorfeld mit vielen Ängsten und Sorgen verknüpft ist. Grundsätzlich gilt: Je ungewisser etwas ist, desto mehr ängstigt es uns. Das liegt einfach in unserer Natur. Deshalb solltest Du Dich gut auf die Entbindung vorbereiten, um im Vorfeld Deine Ängste abzubauen und Deiner Partnerin während der Geburt auch eine echte Hilfe zu sein. In den nächsten Abschnitten dieses Buches erläutere ich Dir, wie Du Dich richtig und sinnvoll auf die Geburt vorbereitest.

GEBURTSVORBEREITUNGSKURS FÜR MÄNNER?

Für manche Männer ist es selbstverständlich, ihre Frauen zum Geburtsvorbereitungskurs zu begleiten, andere erfasst das nackte Grauen, wenn sie nur an die unliebsamen Hechelkurse denken. Ich persönlich gehörte zur zweiten Gruppe von Männern. Allerdings hat meine Partnerin mich trotzdem mit zum Geburtsvorbereitungskurs geschleift—und darüber bin ich dankbar. Rückblickend lautet meine Antwort auf die Frage, ob Männer wirklich unbedingt beim Geburtsvorbereitungskurs dabei sein müssen, eindeutig: Ja!

Wir leben schließlich im 21. Jahrhundert und ein Kind zu bekommen und zu erziehen, ist eben nicht nur Sache der Mama, sondern der Eltern. Da Du als moderner Papa auch bei der Geburt dabei sein wirst, solltest Du die Chance nutzen, Dich mit einem Geburtsvorbereitungskurs auf die Entbindung vorzubereiten. Andernfalls kann es Dir schnell passieren, dass Du im Kreißsaal hilflos und überfordert bist—und vielleicht sogar sprichwörtlich aus den Latschen kippst.

Wenn Du nicht gut auf die Geburt vorbereitet bist und keine Ahnung hast, was da gerade geschieht, kannst Du Deine Partnerin nicht unterstützen. Zu diesem Gefühl der Ohnmacht kommt dann oftmals noch eine große Angst um Deine Frau und Dein ungeborenes Baby, weil Du nicht weißt, was in dieser Situation normal ist. Weißt Du hingegen, was Deine Partnerin gerade durchmacht, kannst Du ihre Schmerzen, Aussagen und Schreie besser einordnen und somit auch leichter damit umgehen. Deshalb machen Paarkurse auf jeden Fall Sinn.

WAS DU ALS VATER IM GEBURTSVORBEREITUNGSKURS LERNEN KANNST

Zur Auswahl stehen reine Paarkurse ebenso wie Frauenkurse, bei denen die Väter nur an einzelnen Terminen mit vor Ort sind. Entscheidet selbst, was besser zu euch passt. Wichtig ist, einen qualitativ guten Kurs zu wählen. Informiert euch gemeinsam über die angebotenen Kurse und lest Bewertungen. Achtet darauf, einen Kurs auszusuchen, der sowohl von Frauen als auch von Männern gut bewertet und weiterempfohlen wird. Ihr könnt auch einfach bei der Hebamme anrufen und ihr ein bisschen auf den Zahn fühlen, welche Inhalte sie vermittelt und inwiefern die Väter dabei einbezogen werden. Ein guter Geburtsvorbereitungskurs, der sich an Mütter und Väter gleichermaßen richtet, gibt den Vätern konkrete Aufgaben für die verschiedenen Situationen unter der Geburt, wie zum Beispiel:

- Am Anfang der Geburt: Auf eine entspannte Atmosphäre achten, damit sich die werdende Mutter wohlfühlen und der Hormoncocktail, der die Geburt vorantreibt, richtig arbeiten kann.
- In Bezug auf die Atmung: Sicherstellen, dass die Frau ihre Schultern nicht nach oben zieht und keine Haltungen einnimmt, die zu Verspannungen führen können.
- Wenn es länger dauert: Auf eine ausreichende Flüssigkeitszufuhr der Partnerin achten und sie daran erinnern, auf die Toilette zu gehen, um die Blase zu leeren.
- Bei starken Schmerzen: Händchen halten, Massage anbieten und streicheln, wenn die Frau das wünscht.

Grundsätzlich gibt es sehr viele Aufgaben, die Du im Kreißsaal während der Geburt übernehmen kannst und solltest. Im Geburtsvorbereitungskurs lernst Du ganz konkret, wie Du Deine Frau unterstützt und am besten mit Deinen eigenen Ohnmachtsgefühlen und Ängsten umgehen kannst.

MIT ANDEREN WERDENDEN PAPAS SPRECHEN – IM GEBURTSVORBEREITUNGSKURS HAST DU DIE CHANCE

Darüber hinaus bietet Dir der Geburtsvorbereitungskurs noch eine weitere Chance, die Du unbedingt nutzen solltest: Du kannst hier mit anderen Männern in Kontakt treten, die selbst gerade zum ersten Mal Papa werden oder vielleicht sogar schon Vater sind. Das ist eine hervorragende Möglichkeit, Erfahrungen auszutauschen, über Sorgen und Ängste zu sprechen und ein paar Fragen zu beantworten, die Dir schon länger im Kopf herumgeistern. Mögliche Themen, über die ihr untereinander reden könnt, sind etwa:

- Erwartungen an Dich als Vater
- Erfahrungen, die andere Männer während der ersten Schwangerschaft und Geburt ihrer Partnerinnen schon gesammelt haben.
- Dauer und Planung Deiner Elternzeit
- „Freizeit“ für Dich, wenn das Baby da ist, um Sport zu treiben, Freunde zu treffen oder einfach mal zu zocken.

- Sexualität in der Schwangerschaft und nach der Geburt
- Vater-Kind-Bindung
- Vereinbarkeit von Beruf und Familie

Manche Hebammen bieten für diesen Zweck sogar extra eine Fragerunde nur unter Männern an. Ein solcher geschützter und moderierter Rahmen ist besonders toll, um sich auszutauschen.

TIPP

Papas unter sich!

Dir graut vor der Diskussion und dem Austausch mit den anderen Vätern im Geburtsvorbereitungskurs? Das kann ich gut verstehen. Ich weiß aus Erfahrung, dass es nicht so einfach ist, in so einer Runde über seine Gefühle, Ängste und Fragen zu sprechen, aber trau Dich! Du wirst durch die Erfahrungen der anderen einige Sorgen loswerden, hilfreiche Tipps erhalten und vor allem sehen, dass Du nicht der einzige Papa bist, der sich zu all diesen Themen Gedanken macht. Und das tut gut!

Nutze alle Chancen, die ein Geburtsvorbereitungskurs Dir als Papa bietet, um Dich besser auf die Entbindung und die erste Zeit mit dem Baby vorzubereiten. Davon profitierst nicht nur Du, sondern auch Deine Partnerin und natürlich euer Baby.

DEINE ÄNGSTE, IHRE ÄNGSTE? KOMMUNIKATION IST ALLES!

Für eine gute Geburtsvorbereitung ist es aber nicht nur wichtig, dass Du Dich mit einem Profi—wie etwa der Hebamme—und anderen werdenden Vätern austauschst. Auch eine gute Kommunikation mit Deiner Partnerin ist von enormer Bedeutung. Es ist ganz normal, dass ihr beide Ängste habt, welche die Schwangerschaft und die Geburt betreffen. Das A und O, um diese abzubauen, besteht darin, darüber zu sprechen.

Wahrscheinlich hat Deine Partnerin Angst vor den Schmerzen unter der Geburt, vor der Ungewissheit, vor möglichen Komplikationen, einem Kaiserschnitt oder einem Kontrollverlust. Möglicherweise macht sie sich Sorgen, ob es nach der Geburt mit dem Stillen klappt, ob sie eine gute Mutter sein wird und wie sich ihr Körper durch die Schwangerschaft verändert. Gib ihr in all diesen Punkten ein gutes Gefühl, indem Du immer wieder kommunizierst, dass Du für sie da bist und ihr das gemeinsam durchstehen werdet - auch, wenn etwas nicht wie erwartet abläuft. Falls Deine Partnerin zu den Frauen gehört, die ihre Sorgen lieber für sich behalten, kannst Du auch gerne immer mal wieder nachhaken, was sie fühlt, wenn sie an die Geburt denkt und worüber sie sich Sorgen macht. Auch introvertierte Frauen beginnen dann oft, von ihren Ängsten zu erzählen.

Vergiss aber nicht, auch Deine eigenen Ängste anzusprechen. Keine Sorge, Du wirst Deine Partnerin damit nicht belasten. Im Gegenteil: Es wird ihr guttun zu hören, dass Du Dir Gedanken machst und sie mit ihren Sorgen nicht allein ist.

CHECKLISTE: BIST DU FÜR DIE GEBURT VORBEREITET?

Zum Abschluss dieses Unterkapitels habe ich Dir noch eine kleine Checkliste erstellt, mit der Du überprüfen kannst, ob Du wirklich gut auf die Geburt vorbereitet bist:

1. Du kennst die einzelnen Geburtsphasen und Deine konkreten Aufgaben in den verschiedenen Situationen.
2. Du weißt genau, was sich Deine Partnerin in Bezug auf die Geburt vorstellt und kannst ihre Wünsche auch dem medizinischen Personal gegenüber klar kommunizieren.
3. Du hast Dir überlegt, wie Du Deine Partnerin motivieren kannst, auch wenn sie nicht mehr kann und will.
4. Du weißt darüber Bescheid, was Du selbst während der Geburt für Dich benötigst und hast Dir eine Tasche mit all Deinen Must-haves gepackt—wie Schokoriegel, Wechselkleidung, Ladekabel, Zahnbürste und Kleingeld.
5. Du kennst ein paar Positionen, mit denen sich die Schmerzen Deiner Partnerin womöglich lindern lassen und die ihr während der Geburt ausprobieren könnt.

6. Du hast vorab schon ein paar Massagegriffe und -techniken ausprobiert, die für die werdende Mama während der Entbindung eine echte Wohltat sein können.
7. Du weißt, worauf Du bei den einzelnen Atemtechniken achten musst, damit Deine Frau sie korrekt ausführt und sich nicht verspannt.
8. Du kennst die wichtigsten Komplikationen während der Geburt und hast eine Vorstellung davon, wie Du in einer solchen Situation richtig reagierst.
9. Dir ist bewusst, was direkt nach der Geburt passiert und wie Du von Anfang an für ein gutes Papa-Bonding sorgen kannst.
10. Du weißt, worauf es beim richtigen Anlegen des Babys an die Brust ankommt und kannst Deine Partnerin dabei gegebenenfalls unterstützen, wenn sie selbst zu schwach ist.

Wenn diese Punkte auf Dich zutreffen, kann bei der Geburt von Deiner Seite aus kaum etwas schiefgehen, denn dann wirst Du ein perfekter Geburtsbegleiter für Deine Partnerin sein. Hast Du bei einigen Punkten noch Fragezeichen im Kopf, wird es Dir auch helfen, dieses Buch weiterzulesen. Ich spreche viele der genannten Aspekte noch in den folgenden Kapiteln an.

Trotzdem wirst Du mit einer guten Geburtsvorbereitung auch in unvorhergesehenen Situationen gelassener reagieren können und somit Deiner Partnerin eine bessere Stütze sein.

JETZT WIRD'S ERNST: DIE GEBURT RÜCKT NÄHER

Je weiter die Schwangerschaft fortschreitet, desto näher rückt auch die Geburt. Hast Du davor gehörig Muffensausen? Das ist verständlich, denn eine Geburt ist ein lebensveränderndes Ereignis und dabei so unvorhersehbar, dass Du trotz aller Vorbereitung nicht zu 100 Prozent wissen kannst, was alles auf Dich zukommt. In den nächsten Abschnitten habe ich die wichtigsten Informationen, Fakten und Überlebenstipps für die Geburt für Dich zusammengefasst. Egal, was passiert, denk immer daran: Es sind schon ganz andere Männer im Kreißsaal aus den Latschen gekippt.

WIE BEGINNT DIE GEBURT?

Die Fruchtblase platzt, Du fährst Deine Frau sofort ins Krankenhaus und wenig später ist das Baby da—falls Deine Vorstellung der Geburt so aussieht, wie sie in den meisten Filmen und Serien vermittelt wird, muss ich Dich leider enttäuschen. In aller Regel läuft gerade die Geburt des ersten Kindes ganz anders ab. Der Geburtsbeginn kündigt sich bei Deiner Frau gar nicht zwangsläufig durch den Blasensprung und das schwallartige Austreten von Fruchtwasser an, wie es in den Medien oft dargestellt wird. So ein sogenannter vorzeitiger Blasensprung kommt zwar vor, bildet aber eher die Ausnahme. Bei den meisten Frauen wird der Geburtsbeginn durch regelmäßige, schmerzhafte Wehen eingeläutet. Deine Partnerin und Du könnt die Abstände zwischen den einzelnen Wehen messen—mit der Uhr!

(und es gibt dafür auch praktische Apps). Sobald die Wehenpausen nur noch fünf bis zehn Minuten andauern, wird es Zeit, euch auf den Weg in die Klinik oder das Geburtshaus zu begeben.

DIE GEBURTSPHASEN IM DETAIL

Die Entbindung lässt sich grundsätzlich in vier Phasen aufteilen. Auch Du als werdender Papa solltest gut darüber Bescheid wissen, welche Phasen es gibt und wodurch diese gekennzeichnet sind. Dann weißt Du besser, was gerade passiert und was noch auf Dich zukommt und kannst Deiner Partnerin auch besser unter die Arme greifen.

Alles beginnt mit der sogenannten Eröffnungsphase. Sie zeichnet sich durch regelmäßige Wehen im Abstand von drei bis sechs Minuten aus. Diese Wehen sind muttermundwirksam. Das heißt, dass sie dazu beitragen, dass sich der Muttermund öffnet. Manche Frauen haben in dieser Phase schon sehr starke Schmerzen, andere kommen in dieser Zeit noch gut mit den im Geburtsvorbereitungskurs vermittelten Atemtechniken zurecht. Jetzt kommt die schlechte Nachricht: Bei Erstgebärenden kann die Eröffnungsphase zwischen zehn und zwölf Stunden dauern. Im Schnitt öffnet sich der Muttermund dabei einen Zentimeter pro Stunde. Bei der zweiten, dritten oder vierten Geburt ist diese Phase dann häufig kürzer.

An die Eröffnungsphase schließt sich die Austreibungsphase mit der Presssphase an. Oftmals springt die Fruchtblase erst jetzt. Das Kind bewegt sich dadurch in den Geburtskanal. Die Wehen werden jetzt noch einmal deutlich stärker. Viele Frauen erleben diesen Übergang als besonders anstrengend und schmerzhaft. Männer übrigens oftmals auch: Die Hände der werdenden Papas werden von den Frauen in diesem Zeitraum in der Regel besonders gequetscht.

Am Ende der Austreibungsphase steht die Pressphase an. Diese dauert bei der ersten Geburt zwischen 30 und 40 Minuten und verkürzt sich bei der zweiten Geburt oftmals auf 20 bis 30 Minuten. Die meisten Frauen empfinden die Pressphase als erleichternd, denn jetzt können sie die Geburt selbst vorantreiben, indem sie aktiv pressen. Ist der Kopf zu sehen, hat Deine Liebste das Schlimmste schon überstanden. Der Rest des Körpers kann dann meist mit einer Wehe sehr schnell und problemlos geboren werden.

Danach kommt die vierte Phase der Geburt: Die Nachgeburtsperiode. In der Regel wird zehn bis 30 Minuten nach der Geburt des Babys die Plazenta geboren. Sobald das geschafft ist, wird diese untersucht. Es dürfen keine Plazentareste in der Gebärmutter verbleiben, denn diese könnten zu starken Blutungen und anderen Komplikationen führen. Ist alles in Ordnung, werden bei Deiner Frau noch eventuelle Geburtsverletzungen versorgt. Danach ziehen sich die Geburtshelfer zurück und Deine Partnerin, Dein Baby und Du könnt euch endlich ungestört kennenlernen.

DEINE AUFGABE BEI DER GEBURT!?

Deine Partnerin weiß unter der Geburt wahrscheinlich ganz automatisch, was sie zu tun hat und greift auf das Wissen aus dem Geburtsvorbereitungskurs zurück. Auch wenn Du als Papa keinen direkten Einfluss auf den Geburtsverlauf hast, bist Du für die werdende Mama sehr wichtig und übernimmst einige bedeutende Aufgaben.

Zunächst ist die wichtigste Devise: Sei einfach da. Halte die Hand Deiner Frau, damit sie spürt, dass Du für sie da bist. Gleichzeitig bist Du ihr Sprachrohr und kümmerst Dich um alles Organisatorische. Es liegt auch in Deiner Hand, die Wünsche Deiner Frau durchzusetzen, damit sie sich ganz auf die Geburt konzentrieren kann. Sprich ihr immer wieder Mut zu, feuere sie an und beruhige sie, wenn sie Angst hat.

TIPP

Mit jeder Wehe näher zum Kind

Die Wehenpausen kannst Du nutzen, um Deine Partnerin daran zu erinnern, dass jede Wehe sie näher zu ihrem Kind bringt. So kann sie die Wehen als etwas Produktives annehmen und sich selbst motivieren, durchzuhalten.

Wenn Deine Frau es möchte, kannst Du auch während der Wehen oder in den Wehenpausen bestimmte Massagetechniken und Berührungen ausprobieren, um ihre Schmerzen zu lindern. Streiche beispielsweise mit beiden Handflächen von den Schultern abwärts, wenn Deine Partnerin ausatmet. Berühre Deine Frau bei Bedarf am Kreuzbein, an der Stirn, am Po, an den Oberschenkeln oder auch am Kiefer. All das wirkt entspannend und schmerzlindernd. Du kannst auch ihre Füße halten und die Fersen stützen. Das gibt ihr Halt.

Eine weitere Aufgabe besteht darin, Deine Frau bei der Atmung zu unterstützen. Das intensive Ausatmen ist wichtig, damit eine gute Sauerstoffversorgung sichergestellt ist. Du kannst mit ihr gemeinsam ausatmen oder ihr die richtige Atmung zeigen, wenn sie diese unter der Geburt vergisst. Öffne den Mund und atme während der Wehe aus. Erinnere sie daran, locker zu lassen und den Mund auch wirklich zu öffnen. Beißt sie die Zähne zusammen, verspannt sich der Beckenboden und die Atmung blockiert. Beides ist ungünstig für den Geburtsverlauf. Darüber hinaus kannst Du Dich an der folgenden Liste orientieren, um Deine Frau während der Geburt bestmöglich zu unterstützen:

- Biete ihr immer wieder etwas zu trinken an. Das ist wichtig für den Kreislauf.
- Frage sie, ob sie Traubenzucker oder Schokolade möchte, denn das hält den Blutzuckerspiegel konstant und gibt Energie.
- Gehe einmal pro Stunde mit Deiner Partnerin zur Toilette, denn eine volle Blase behindert den Geburtsverlauf.
- Animiere sie zu Bewegung, da sich diese positiv auf die Öffnung des Muttermunds auswirkt.

- Achte darauf, dass sie immer mal wieder neue Positionen einnimmt—vor allem Haltungen, in denen die Schwerkraft gut mitwirkt, sind zu empfehlen.
- Hilf Deiner Partnerin dabei, die von ihr gewünschten Positionen einzunehmen, indem Du sie hältst oder abstützt.
- Falls Deine Frau in die Badewanne möchte, äußere diesen Wunsch gegenüber den Geburtshelfern.
- Öffne bei Bedarf die Fenster, damit frische Luft hineingelangen kann.
- Biete Deiner Liebsten Wärme an: Vielleicht kannst Du ein Wärmekissen für den Kreuzbeinbereich anbieten? Auch der Po und die Füße Deiner Frau sollten warm sein.
- Wenn Deine Liebste das möchte, kannst Du ihr schöne Musik einschalten.
- Wische mit einem feuchten Lappen immer wieder Gesicht, Hals, Nacken und Stirn ab.

Das Wichtigste ist aber: Nimm sie immer wieder in den Arm, halte sie und erinnere sie daran, wofür sie all diese Strapazen auf sich nimmt: für euer kleines Wunder.

GESCHAFFT—WIE DU DICH ALS FRISCH GEBACKENER VATER FÜHLST

Die letzte Presswehe, der letzte Schrei, der letzte Schmerz—und endlich ist das Baby da. Nun wird es wahrscheinlich mit seinem ersten Atemzug auch direkt seinen ersten Schrei ausstoßen. Was Du in diesem Moment fühlen wirst, lässt sich nicht in Worten beschreiben. Vielleicht bist Du einfach nur erleichtert, dass es geschafft ist, vielleicht brichst Du in Tränen aus, vielleicht gehen Dir eintausend Fragen auf einmal durch den Kopf. All das ist vollkommen normal. Nimm Dir jetzt Zeit, Dein Baby eingehend zu betrachten, zu bewundern und zu bestaunen.

Sobald die erste kurze Untersuchung abgeschlossen ist, wird das Baby auf den Bauch und die Brust der Mama gelegt. Innerhalb der ersten Lebensminute darfst Du dann, wenn Du das möchtest, die Nabelschnur durchtrennen. Die Geburtshelfer werden eine, fünf und zehn Minuten nach der Geburt den APGAR-Test durchführen, um die Gesundheit eures Babys zu überprüfen.

Wenn du jetzt nur Bahnhof verstehst macht gar nichts ich kannte den Test auch nicht. Den Namen hat der APGAR Test von der amerikanischen Professorin für Anästhesie DR. Virginia Apgar bekommen. Dieser beurteilt in den ersten Minuten nach der Entbindung, wie gut das Baby den Geburtsstress überstanden hat. Hierfür gibt es verschiedene Kriterien, die mit jeweils 0,1 oder mit 2 Punkten bewertet werden. Mit diesem Test soll man besonders schnell Warnzeichen für eine Notfallsituation erkennen.

Dafür wird es meist nur genau betrachtet, sodass es bei Deiner Frau bleiben kann. Sollte der APGAR-Wert auch beim dritten Mal zu niedrig sein, müssen die Geburtshelfer medizinische Maßnahmen einleiten, um euer Kind adäquat zu versorgen. Keine Angst: Das ist nur sehr selten notwendig.

Sobald die Plazenta geboren und untersucht wurde, ziehen sich die Geburtshelfer dann meistens zurück. In aller Regel dürft ihr nach der Geburt noch zwei Stunden im Kreißsaal bleiben, um zu kuscheln und euer kleines Wunder kennenzulernen. In dieser Zeit kann die Mama das Baby schon einmal an die Brust anlegen und zum Trinken animieren. Dann bekommt es die wertvolle Vormilch und bei Deiner Frau wird die Rückbildung der Gebärmutter angeregt.

TIPP

Keine Panik bei trinkfaulem Baby

Euer Baby möchte nach der Geburt nicht sofort an die Brust, sondern lieber schlafen? Das ist kein Grund, gleich in Panik zu verfallen. Auch für die Babys ist die Geburt sehr anstrengend und nach den Strapazen sind manche von ihnen so müde, dass sie noch nicht trinken möchten. Bleibt entspannt, versucht es immer wieder und holt euch gegebenenfalls Hilfe von der Hebamme.

Das Kuscheln nach der Geburt ist sehr wichtig für das Mama-Kind-Bonding. Aber wie sieht es mit dem Papa-Baby-Bonding aus? Du knüpfst erste zarte Bande schon dadurch, dass Du Dein Baby ausgiebig betrachtest, leise mit ihm sprichst und es sanft streichelst. Nach einiger Zeit wird euer kleiner Schatz dann gesäubert, gemessen, gewogen und angezogen, damit er schön warm bleibt. Bei all diesen Tätigkeiten kannst Du dabei sein und wenig später auch das Baby zum ersten Mal im Arm halten, während Deine Frau noch versorgt und gesäubert wird und einfach Kraft tankt. Nutze nach der Geburt jede Chance, mit Deinem Baby zu kuscheln, es zu wickeln und es Deiner Partnerin zum Stillen zu übergeben. Jede Berührung, jede Ansprache, jedes Anschauen stärkt die Bindung zwischen Dir und Deinem Kind.

DAS WUNDER IST VOLLBRACHT: TIPPS FÜRS WOCHENBETT

Ist euer Baby nicht zauberhaft, wunderschön und einfach perfekt? In den ersten Stunden, Tagen und Wochen nach der Geburt wirst Du Dich nicht an diesem kleinen Wesen sattsehen können. Wahrscheinlich findest Du es unbegreiflich, dass Du dabei geholfen hast, dieses Wunder zu erschaffen. Nach den Strapazen der Schwangerschaft und der Geburt beginnt für euch alle nun eine andere, aufregende Zeit: das Wochenbett. Es ist von großer Bedeutung für die frischgebackene Mama und euer Neugeborenes, aber auch für Dich als junger Papa. Deshalb habe ich in diesem Kapitel wichtige Informationen zu dieser magischen Zeit nach der Geburt gesammelt, damit ihr gemeinsam vom Wochenbett profitieren könnt.

WAS ERWARTET DICH IM WOCHENBETT?

Als Wochenbett bezeichnet man die sechs bis acht Wochen direkt nach der Geburt. In dieser Zeit sind vor allem folgende Punkte wichtig:

- Regeneration der Mutter
- Kennenlernen von Mama, Papa und Baby
- Zusammenwachsen als Familie

Dabei umfasst das Frühwochenbett ungefähr zehn Tage. Der Körper Deiner Frau braucht diese Ruhe jetzt, denn der Hormonhaushalt muss sich nach der Geburt umstellen, eventuelle Geburtsverletzungen müssen heilen und die Muttermilch muss produziert werden. In dieser Zeit sollten Mama und Baby zwar im Bett verbringen und kuscheln, doch Vorsicht zu viel des guten kann auch schaden. Ich möchte Anmerken, das ein erhöhtes Risiko Im Wochenbett besteht, von einer venösen Thrombose. Der Arzt im Krankenhaus hat zwar gesagt das es eher eine seltene Komplikation ist dennoch sollte man aufpassen. Gönne Deiner Partnerin diese Zeit der Regeneration und hilf ihr.

Dieses Phänomen ist der hormonellen Umstellung geschuldet. Bleib cool, nimm Deine Frau in den Arm und sag ihr, wie sehr Du sie und euer Baby liebst. Nach ein

TIPP

Bei einem Nervenzusammenbruch Deiner Frau die Fassung bewahren. Wahrscheinlich wird Deine Frau einige Tage nach der Geburt—meist zeitgleich mit dem Milcheinschuss—den typischen Babyblues erleben. Es ist ein ganz schöner Schreck, wenn Du sie plötzlich weinend unter der Dusche findest, sie beim Anblick des Babys in Tränen ausbricht oder zu einem nervlichen Wrack wird, wenn die Windel ausgelaufen ist. All das ist aber normal, denn die sogenannten Heultage erlebt fast jede Frau nach der Geburt.

paar Tagen ist der Spuk dann vorbei und Deine Liebste ist wieder ganz die Alte.

Ab dem elften Tag nach der Geburt beginnt das sogenannte späte Wochenbett. Deine Frau wird langsam wieder mobiler und möchte wahrscheinlich nicht mehr nur im Bett liegen. Erinnere sie daran, dass ihr Körper noch immer geschwächt ist und achte darauf, dass sie sich trotzdem noch nicht übernimmt. Versucht dann langsam, aber sicher, euren eigenen Familienalltag zu finden.

CHECKLISTE: WIE DU DEINE PARTNERIN IM WOCHENBETT UNTERSTÜTZEN KANNST

Als frischgebackener Papa hast Du viele Möglichkeiten, Deine Partnerin im Wochenbett zu unterstützen.

Nachfolgend habe ich Dir eine kleine Checkliste erstellt, die Dir dabei helfen wird:

- Kümmere Dich um den Haushalt, damit sie im Bett bleiben kann. Gerade im Frühwochenbett solltest Du alltägliche Aufgaben wie die Wäsche, den Abwasch und das Kochen übernehmen. Deine Partnerin sollte in dieser ersten Zeit nach der Geburt sich ausruhen und das Baby kennenlernen. Alles, was Du nicht selbst schaffst, kannst Du natürlich auch an die Großeltern oder enge Freunde delegieren.
- Organisiere Babybesuche sinnvoll. Es ist verständlich, dass es die Großeltern, die Tanten und die Onkel nicht erwarten können, euer kleines Wunder zu bestaunen. Wahrscheinlich wird es daher in der ersten Zeit oft an der Tür klingeln. Besprich mit Deiner Partnerin, wer das Baby jetzt schon besuchen darf und wer noch warten muss. Achte darauf, dass nicht zu viele Personen auf einmal kommen, damit sich der Trubel im Rahmen hält. Bitte die Besucher höflich, aber bestimmt, ihre Besuche möglichst kurz zu halten.
- Verwöhne Deine Frau nach Strich und Faden. Als frischgebackene Mama hat Deine Frau Großartiges geleistet—nicht nur während der Geburt, sondern während der gesamten Schwangerschaft. Sie hat es jetzt verdient, von Dir rundum verwöhnt zu werden. Bring ihr Frühstück

ans Bett, massiere und kraule ihr den Rücken, koche ihr Tee und trage sie sprichwörtlich auf Händen. Diese Zuwendungen werden ihr jetzt guttun.

- Erledige den Papierkram. Nach der Geburt stehen einige Behördengänge an, auf die Deine Partnerin wahrscheinlich überhaupt keine Lust hat. Deshalb solltest Du Dich darum kümmern, die vorbereiteten Anträge fertigzustellen und zur Post zu bringen.
- Nimm der Mama die Babypflege auch mal ab. Als moderner Papa weißt Du natürlich, dass das Wickeln, Waschen und Anziehen des Babys nicht nur die Aufgaben der Mama sind. Mach Dich also so früh wie möglich mit diesen Tätigkeiten vertraut. Damit entlastest Du zum einen Deine Frau und trägst zum anderen dazu bei, eine erste Bindung zu Deinem kleinen Schatz aufzubauen.
- Habe ein offenes Ohr und sei verständnisvoll. Vielleicht hat Deine Frau bei der Geburt Dinge erlebt, die sie im Nachhinein belasten. Dann hab ein offenes Ohr und sprich mit ihr über die Geburt. Du kannst die Ereignisse aus Deiner Sicht schildern und ihr somit dabei helfen, sie besser zu verarbeiten. Aber Vorsicht: Nimm ihre Gefühle ernst und zeige Verständnis, statt sie mit Floskeln wie „So schlimm war es nicht" kleinzureden. Hat Deine Frau traumatische

Dinge erlebt, solltest Du sie ermuntern, mit einem Profi zu sprechen. Das wird ihr bei der Heilung helfen.

Natürlich ist mir bewusst, dass Dir dieser Rundum-Service nach der Geburt auch viel abverlangt. Achte daher auch auf Dich und organisiere Dir gegebenenfalls Hilfe.

TIPP

Nimm Dir Urlaub!

Damit Du nach der Geburt für Deine Partnerin da sein und diese wundervolle erste Zeit mit Deinem Baby auch selbst genießen kannst, solltest Du am besten mindestens vier Wochen nach der Entbindung zu Hause bleiben. Nimm Dir daher Urlaub und/oder Elternzeit. Es lohnt sich, Dich in dieser Zeit ganz auf Deine Frau und Dein Kind zu konzentrieren.

So schön die erste Zeit mit dem Baby auch ist, so anstrengend und ermüdend kann sie auch sein. Die Umstellung von einem Paar zu einer kleinen Familie fällt nicht allen leicht. Deshalb lautet das Grundrezept für ein glückliches Wochenbett und ein erfülltes Familienleben—Du kannst es Dir sicher schon denken—wieder einmal: Reden, reden und nochmals reden!

ÜBERFORDERUNG UND POSTPARTALE DEPRESSIONEN

Möglicherweise hat das Wochenbett bei euch auch nicht so schöne Seiten. Wenn euer Baby viel schreit, sich kaum beruhigen lässt und ihr nicht wisst, was ihm fehlt, kann es schnell dazu kommen, dass ihr euch überfordert fühlt. Das gilt vor allem dann, wenn ihr von außen keine Unterstützung habt und euch das wichtige Netzwerk fehlt. Deshalb ist es in solchen Situationen wichtig, euch Hilfe zu holen – bei Großeltern, anderen Verwandten oder Freunden. Sie können euch entweder das Baby oder wichtige andere Aufgaben abnehmen, damit ihr selbst einmal zur Ruhe kommen und durchatmen könnt. Was ihr keinesfalls tun solltet: Euer Baby schütteln, anschreien oder auf andere Weise Gewalt anwenden, um es zur Ruhe zu bringen. Achtet daher unbedingt darauf, schon vorher die Notbremse zu ziehen und euch Hilfe zu holen.

Bei manchen Müttern und Vätern bleibt es nicht bei einer reinen und temporären Überforderung. Manche von ihnen entwickeln eine postpartale Depression. Diese geht mit typischen Symptomen wie Antriebslosigkeit, Erschöpfung und einem Gefühl der Leere einher. Oftmals treten die Probleme nicht plötzlich auf, sondern entwickeln sich schleichend. Auch Schlaflosigkeit, Stimmungsschwankungen und Reizbarkeit können Symptome für eine postpartale Depression sein. Gehäuft tritt die postpartale Depression bei Männern auf, wenn auch die eigene

Partnerin an dieser Erkrankung leidet. In beiden Fällen ist es wichtig, sich frühzeitig professionelle Hilfe zu holen. Nur so lassen sich negative Auswirkungen auf das gesamte Familienleben vermeiden und nur so habt ihr die Chance, die magische Anfangszeit mit eurem Baby wirklich uneingeschränkt zu genießen.

KAPITEL 3

WIE SCHAFFE ICH ES, EIN GUTER PAPA ZU SEIN?

Ab der Geburt Deines Babys besteht Deine wichtigste Aufgabe darin, ihm ein guter Papa zu sein. Das ist natürlich eine enorme Verantwortung, vor der Du verständlicherweise großen Respekt hast. Aber keine Angst: Ein guter Vater zu sein, ist einfacher, als Du vielleicht denkst. Es kommt gar nicht so sehr auf große Gesten an. Stattdessen kannst Du mit vielen Kleinigkeiten dazu beitragen, Deinem Kind der beste Papa der Welt zu sein. In diesem Kapitel widme ich mich umfassend der Frage, welche Faktoren eine Rolle spielen, damit Dein Kind später auf seine Kindheit zurückblicken und sagen kann: „Mein Papa ist der Beste!"

WODURCH ZEICHNET SICH EIN GUTER VATER WIRKLICH AUS?

Was genau musst Du tun, um ein wirklich guter Vater zu sein? Diese Frage wird Dir wahrscheinlich schon während der Schwangerschaft Deiner Partnerin permanent durch den Kopf gehen. Daran ändert sich auch nach der Geburt nichts.

TIPP

Weg mit dem Druck!

Ich kann schon einmal vorwegnehmen, dass Du als guter Papa keineswegs perfekt sein musst. Nimm den Druck raus und versuche gar nicht erst, alles immer richtig zu machen, denn das wird nicht funktionieren. Eltern machen Fehler—Mamas genauso wie Papas. Es geht darum, dass Du aus Deinen Fehlern lernst und trotzdem nicht vom richtigen Weg abkommst.

Doch wodurch zeichnet sich ein moderner und guter Vater denn nun tatsächlich aus? Laut aktuellem Stand der Wissenschaft kommt es für eine positive Väterlichkeit vor allem auf folgende Faktoren an:

- Ein guter Vater übernimmt Verantwortung bei der Betreuung und Erziehung seines Kindes, wobei vor allem die emotionale Bindung zum Kind eine zunehmend wichtige Rolle spielt.

- Ein guter Vater zeigt seinem Kind gegenüber echte Gefühle und nimmt dessen Emotionen auch ernst. Er reagiert verständnisvoll, offen und mit Zuneigung.
- Ein guter Vater nimmt sich täglich mindestens zwei Stunden Zeit für sein Kind und stellt dafür gegebenenfalls die eigene Karriere oder die eigenen Hobbys zumindest zeitweise zurück.
- Ein guter Vater verzichtet auf körperliche und emotionale Gewalt dem Kind oder der Mutter gegenüber.
- Ein guter Vater sucht regelmäßig das Gespräch zu seinem Kind.
- Ein guter Vater übernimmt im Alltag wichtige Aufgaben wie etwa gemeinsame Spiele, die Wissensvermittlung, körperliche Interaktionen wie Toben und Kuscheln und sportliche Aktivitäten.

Als guter Papa hast Du die Aufgabe, Deinem Kind den Kontakt zu seiner Umwelt zu erleichtern. In den ersten Lebensmonaten bedeutet das, dass Du es motorisch und kognitiv förderst. Ermuntere es spielerisch, neue Dinge zu entdecken und sich selbst etwas zuzutrauen. Später gehört es zu den Aufgabenbereichen eines guten Papas, die Fähigkeiten und Kenntnisse Deines Kindes zu fördern und zu stärken. Gib Deinem Kind immer das Gefühl, dass Du seinen Fähigkeiten vertraust und an es glaubst, um sein Selbstwertgefühl zu stärken. So viel zur Theorie. Ich weiß, dass sich das alles sehr abstrakt anhört, deshalb habe ich in den nächsten

Abschnitten noch sechs konkrete Tätigkeiten für Dich zusammengefasst, die Du jeden Tag mit Deinem Kind tun kannst, damit es Dich als guten Papa wahrnimmt:

1. KUSCHELN

Nähe, Körperkontakt und Streicheleinheiten sind für alle Menschen überlebenswichtig—und für Kinder noch einmal mehr. Achte darauf, jeden Tag ein paar Minuten mit Deinem Kind im Körperkontakt zu sein. Nimm es in den Arm, tröste es, kuschle mit ihm, wenn es nicht schlafen kann oder streichle es sanft, wenn es traurig ist. Das stärkt das Vertrauen Deines Kindes in Dich als Papa und wird ihm vermitteln, dass Du immer für es da bist.

2. VORLESEN

Vorlesen ist in vielerlei Hinsicht eine tolle Sache: Es fördert die frühkindliche Bildung, unterstützt die Sprachentwicklung und schult das Verständnis. Dabei gehört das Vorlesen von Geschichten typischerweise zu den Mama-Aufgaben. Das muss aber gar nicht sein! Gerade Papas sind mit ihren tiefen, beruhigenden Stimmen bei Kindern sehr beliebte Vorleser. Deshalb gilt: Als guter Papa solltest Du Deinem Kind täglich vorlesen—auch wenn es nur zehn Minuten sind.

3. DAS GESPRÄCH SUCHEN

Schon ab der Geburt Deines Kindes solltest Du darauf achten, jeden Tag mit Deinem Baby zu sprechen. Das klingt trivial, aber Du wirst schnell merken, dass das im Alltag mit einem Neugeborenen durchaus einmal untergehen kann. Schnell bekommt man das Gefühl, dass das kleine Wesen ohnehin noch nicht viel versteht. Trotzdem ist es von großer Bedeutung, dass Du möglichst viel mit ihm sprichst. Erkläre einfach, was Du gerade tust, siehst, hörst und riechst. Das fördert die Sprachentwicklung und die Papa-Baby-Bindung ungemein. Auch bei älteren Kindern ist es wichtig, täglich das Gespräch zu suchen. Zeige Interesse an den Dingen, mit denen Dein Kind seine Zeit verbringt und für die es sich interessiert.

4. TOBEN

Toben ist ein wichtiger Bestandteil einer guten Papa-Kind-Beziehung. Egal, ob Du Deinen kleinen Schatz dabei hoch in die Luft wirfst und wieder auffängst, ihn mit Bauch-Puste-Spielen zum Lachen bringst oder ihn später durch die ganze Wohnung jagst—jede Art von Toben schüttet bei Papa und Kind eine Menge Glückshormone aus und stärkt eure Beziehung. An solche Momente wird Dein Kind später gerne und stets mit einem breiten Lächeln ins Gesicht zurückblicken!

5. VERSTÄNDNIS ZEIGEN

Kinder sind nicht perfekt! Sie sind nicht einfach kleine Erwachsene, sondern befinden sich noch mitten in ihrer Entwicklung und dürfen und sollen Fehler machen. Als guter Papa solltest Du auf solche Fehler mit Verständnis und Empathie reagieren. Das klingt einfach, aber glaub mir: In stressigen Situationen kann es durchaus manchmal ganz schön schwierig sein, mit Ruhe und Gelassenheit auf einen kindlichen Gefühlssturm an der Supermarktkasse zu reagieren. Versuche es trotzdem! Dein Kind wird es Dir danken, denn es merkt, dass Du sein sicherer Hafen bist und es bedingungslos liebst—auch, wenn es sich gerade einmal nicht so verhält, wie Du es Dir eigentlich wünschen würdest.

6. FÜR SCHÖNE ERINNERUNGEN SORGEN

Zu guter Letzt solltest Du als Papa jeden Tag dafür sorgen, dass Dein Kind ein paar schöne Erinnerungen sammeln kann. Das müssen gar keine großen Sachen wie Besuche im Zoo oder Vergnügungspark sein. Auch im Alltag hast Du viele Möglichkeiten, tolle Erinnerungen zu schaffen—sei es mit einem ausgedehnten Papa-Kind-Spaziergang, beim gemeinsamen Streicheln einer Katze, *(was ich gerne mache ist meiner Maus eine Blume von der Wiese zu geben und dann zu beobachten, wie sie sich unbeschreiblich freut)* bei einer lustigen Polsterschlacht oder vielleicht beim Kneten witziger Tierfiguren. Alles, was ihr gemeinsam tut, kann Deinem Kind als wunderschöne Erinnerung im Gedächtnis bleiben, die ihm später suggerieren wird: Ja, ich hatte wirklich einen tollen Papa!

ELTERNZEIT ALS VATER-JA ODER NEIN?

Wie Du im vorangegangenen Kapitel gelesen hast, ist es von allergrößter Bedeutung, Zeit für Dein Kind zu haben, damit Du ein guter Papa sein kannst. Das führt uns auch direkt zum nächsten Thema – der Elternzeit bei Papas. Obwohl prinzipiell auch Väter Elternzeit nehmen dürfen, wird diese auch heute noch zum Großteil von den Müttern in Anspruch genommen. Für Dich als Papa hat es natürlich viele Vorteile, in Elternzeit zu gehen, aber auch ein paar Nachteile. Klare Pluspunkte sind:

- Du hast viel Zeit für Dein Kind.
- Es wird Dir leichter fallen, eine tiefe emotionale Bindung zu Deinem Baby aufzubauen.
- Die Entwicklung Deines Kindes wird durch die intensive Papa-Zeit gefördert.
- Die Mutter wird entlastet und hat es leichter, später in den Job zurückzukehren.

Auch zum Reisen ist die Elternzeit perfekt. Viele Familien nutzen die Elternzeit des Papas, um für längere Zeit zu verreisen und die Zeit auf besonders intensive Weise miteinander zu verbringen. Hierzu gibt es geteilte Meinungen: Die einen argumentieren, die Elternzeit sei nicht zum Reisen gedacht, sondern für die Kinderbetreuung. Die anderen sprechen sich klar für eine Elternzeitreise aus, weil diese viel Qualitätszeit bietet. Nach den Strapazen der Schwangerschaft, der Geburt und des Wochenbetts kann die Elternzeitreise Balsam für die ganze Familie sein. Gegen eine Reise während der Elternzeit spricht aus rechtlichen Gründen nichts, weil es sich hierbei nicht um eine Sozialleistung handelt und sich die Empfänger in der Regel in einem ungekündigten Beschäftigungsverhältnis befinden. Viele Väter nutzen die Elternzeit auch dazu, über ihre berufliche und private Situation nachzudenken. Die Elternzeit kann Dir bei der Selbstfindung helfen und dazu beitragen, in Zukunft eine bessere Work-Life-Balance zu finden. Vielleicht möchtest Du Dich nach der Elternzeit auch beruflich neu orientieren? Auch in dieser Hinsicht kannst Du die Elternzeit nutzen, um Dir Klarheit darüber zu verschaffen, wo Du beruflich hinmöchtest—jetzt, wo Du Papa bist.

Natürlich gibt es nicht nur Argumente für eine Elternzeit als Papa. Gegen die Elternzeit spricht, dass eure Familie finanzielle Einbußen hat und mitunter Probleme am Arbeitsplatz drohen. Auch, wenn die Arbeitgeber grundsätzlich dazu verpflichtet sind, Dir die Elternzeit zu gewähren, kann es sein, dass sie dafür nicht gerade Begeisterung aufbringen. Womöglich müssen Deine Kollegen während Deiner Elternzeit Mehrarbeit leisten, sodass das Betriebsklima leidet und Du Dir unschöne Sprüche anhören musst.

TIPP

Vorher alles gut durchrechnen!

Auch die finanzielle Seite darf nicht unbeachtet bleiben: Du erhältst Elterngeld in Höhe von etwa 65 Prozent Deines Nettogehaltes, sodass Du durchaus einen Verdienstausfall hast. Gerade, wenn Du der Hauptverdiener in eurer Familie bist, müsst ihr vorher genau durchrechnen, ob ihr mit den geringeren Einnahmen zurechtkommt und eure Ausgaben dann überhaupt noch decken könnt..

Eine pauschale Antwort auf die Frage, ob Du Elternzeit nehmen sollst oder nicht, kann ich Dir nicht geben. Fest steht: Die Papa-Kind-Beziehung wird davon auf jeden Fall profitieren. Sofern es finanziell machbar ist und auf Deiner Arbeitsstelle nicht allzu viel Gegenwind zu erwarten ist, solltest Du diese Chance daher nutzen. Wenigstens zwei Monate nehmen heutzutage übrigens die meisten Väter. Prinzipiell kannst Du aber auch länger in Elternzeit gehen oder sogar die komplette Elternzeit übernehmen, damit Deine Frau schnell wieder in den Job einsteigen kann— ganz, wie es euch beliebt. Setzt euch während der Schwangerschaft rechtzeitig zusammen, um alles zu besprechen und die Elternzeit so aufzuteilen, dass ihr beide damit glücklich seid.

DEM KIND EMPATHIE, OPTIMISMUS UND SELBSTVERTRAUEN VERMITTELN!

Wir alle möchten unsere Kinder zu empathischen, optimistischen und selbstbewussten Erwachsenen heranziehen. Doch wie gelingt es Dir als Papa, diese Eigenschaften zu vermitteln? Um diese Frage zu beantworten, schauen wir uns die einzelnen Charakterzüge doch erst einmal genauer an:

- Empathie: Dies ist der Begriff für die Fähigkeit eines Menschen, sich in andere hineinzuversetzen. Ein empathischer Mensch ist in der Lage, die Mimik anderer Personen gut zu lesen und zu verstehen. Er kann erkennen, ob sein Gegenüber glücklich oder wütend ist. Auch unterschwellige Gefühle werden von empathischen Menschen gut wahrgenommen. Darüber hinaus können sie die Emotionen anderer gut nachempfinden.

- Optimismus: Als Optimismus bezeichnet man die Fähigkeit, zukünftigen Ereignissen gegenüber positiv eingestellt zu sein. Optimisten haben eine lebensbejahende Grundhaltung und gehen davon aus, dass alles gut wird und sich Probleme schon immer irgendwie lösen lassen.
- Selbstvertrauen: Wer ein gesundes Selbstvertrauen hat, der kennt seine eigenen Fähigkeiten und Kräfte gut und hat gelernt, sich und seinem Körper zu vertrauen. Menschen mit einem guten Selbstvertrauen stehen neuen Herausforderungen offen gegenüber und trauen sich im Alltag mehr zu als Personen mit einem beeinträchtigten Selbstvertrauen.

TIPP

Vorleben statt belehren!

Mein Credo ist vorleben statt belehren, ich muss meinem Kind alles selbst vorleben, das gelingt auch mir nicht immer, wichtig dabei ist das große Ganze nicht aus den Augen zu lassen und zu versuchen diese Eigenschaften selbst vorzuleben.

Du siehst, diese drei Eigenschaften sind insgesamt sehr positiv und natürlich ist es wünschenswert, diese Deinem Kind mit auf dem Weg zu geben.

Kinder beobachten ihre Bezugspersonen sehr intensiv und spiegeln deren Verhalten. Wenn Dein Kind Dich als empathischen, optimistischen und selbstbewussten Menschen kennenlernt, wird es Dein Verhalten nachahmen und diese Charakterzüge ebenfalls übernehmen.

Ein Sinn für Empathie bildet sich bei den meisten Kindern im Laufe der ersten vier Lebensjahre aus. Du kannst das unterstützen, indem ihr gemeinsam Bilderbücher über Gefühle anschaut. Dann könnt ihr üben, wie ein glückliches, trauriges, wütendes und müdes Kind aussieht. So lernt es schon früh, die Gefühle anhand der Mimik und Gestik abzulesen. Auch im Alltag kannst Du immer wieder das Verständnis für Empathie fördern—beispielsweise mit Sätzen wie „Schau mal, das Kind dort ist hingefallen, es weint, weil es sich am Bein weh getan hat. Jetzt wird es von seiner Mama getröstet" oder „Siehst Du, wie das Kind dort sich freut, weil es einen Luftballon bekommen hat? Es strahlt ja über das ganze Gesicht!" Außerdem gilt auch hier: Lebe Empathie vor, dann wird Dein Kind sie nachahmen. Der große Turm mit Bauklötzen ist umgefallen und Dein Kind weint? Dann reagiere mit Mitgefühl, nimm es in den Arm und tröste es. Reagiere sensibel auf seine Angst, anstatt sie kleinzureden oder zu ignorieren. All das wird ihm dabei helfen, später selbst mitfühlend und empathisch zu reagieren.

In Bezug auf den Optimismus gilt ebenfalls das Motto des richtigen Vorlebens: Statt in Problemsituationen den Kopf in den Sand zu stecken, solltest Du mit Sätzen wie „Das bekommen wir schon hin!" oder „Dieses Problem lösen wir gemeinsam" eine optimistische Denkweise vermitteln. Achte darauf, täglich ausgelassene Momente in euren Alltag zu integrieren, in denen ihr gemeinsam albern seid und Quatsch macht. Falls Dir ein Missgeschick geschieht, schimpfe nicht einfach, sondern lache gemeinsam mit Deinem Kind darüber. Singt, hört Musik und tanzt, denn auch das hebt eure Stimmung und trägt zu einer optimistischen Grundhaltung bei. Zu guter Letzt solltest Du darauf achten, dass Du die Welt positiv erklärst. Statt „Du musst jetzt schlafen" ist es besser zu sagen „Jetzt darfst Du endlich ins Land der Träume und Dich ausruhen" oder statt „Was für ein Mistwetter, schon wieder Regen" sage doch lieber „Oh schön, heute können wir in Pfützen springen". Ja, das braucht Übung—vor allem, wenn Du selbst eher pessimistisch bist. Aber es lohnt sich!

Und Selbstvertrauen? Das kannst Du Deinem Kind am besten vermitteln, indem Du es positiv bestärkst und aufforderst, sich neue Dinge zuzutrauen. „Komm, Du schaffst das" oder „Los, wir probieren es gemeinsam" statt „Nein, dafür bist Du noch zu klein". Wenn es dann gelungen ist, darf ein „Na prima, jetzt bist Du sicher stolz auf Dich" natürlich nicht fehlen.

VATER, MUTTER UND KIND ALS EINHEIT–SO GEHT ES

Damit Vater, Mutter und Kind(er) in einer Familie als Einheit agieren können, ist es wichtig, von Anfang an zu einem guten Familienzusammenhalt beizutragen. Das ist Dein Job als Papa ebenso wie die Aufgabe der Mama und später auch des Kindes. Einer Familie mit einem starken inneren Zusammenhalt wird es gelingen, sich in schwierigen Zeiten aufeinander zu verlassen und die glücklichen Zeiten intensiv zu genießen. Natürlich lässt sich Streit im Alltag nicht immer vermeiden. Wo viele Menschen eng beieinander sind, gibt es ab und zu auch Meinungsverschiedenheiten und es wird sicher mal krachen. Solche Streitereien können einen guten Familienzusammenhalt aber nicht gefährden. Wichtig ist bloß, richtig mit Streit umzugehen und durch Diskussionen zu klären, statt Probleme totzuschweigen und sich aus dem Weg zu gehen. Denke immer daran: Deine Familie ist das Wichtigste in Deinem Leben. All Deine Erfolge und die beruflichen Leistungen werden Dich nicht erfreuen, wenn Du niemanden hast, mit dem Du sie teilen kannst. Erinnere Dich daran auch in schwierigen Zeiten, damit Du stets die Motivation hast, etwas an der Situation zu ändern. Für einen guten Familienzusammenhalt empfehle ich, dass Du Dir die folgenden Punkte zu Herzen nimmst:

1. Nutzt die gemeinsame Zeit sinnvoll und füllt sie mit vielen positiven Erlebnissen. Damit Vater, Mutter und Kind eine Einheit bilden können, ist es wichtig, gemeinsam schöne

Dinge zu erleben. Das beginnt bei dem täglichen gemeinsamen Abendessen und endet bei einem schönen Ausflug. Je mehr Gemeinsamkeiten ihr miteinander teilt, desto besser wird es euch gelingen, eine gute Basis zu bilden. Natürlich ist es auch wichtig, mal Zeit für sich allein zu verbringen oder exklusive Papa-Kind-Zeit zu genießen. Die Familienzeit darf aber dennoch nicht zu kurz kommen.

2. Vereint das Angenehme mit dem Nützlichen. Natürlich bleibt im Alltag keine Zeit, jedes Wochenende tolle Ausflüge zu unternehmen. Es müssen schließlich auch mal Aufgaben erledigt werden—wie etwa Gartenarbeiten oder der Wochenendeinkauf. Beziehe hierbei immer Dein Kind mit ein. Viele Kinder lieben es, die Zeit draußen im Garten zu verbringen und beim Anlegen und Pflegen der Beete zu helfen. Auch eine Fahrt zum Supermarkt wird von vielen Kindern schon als Ausflug empfunden, solange sie aktiv eingebunden werden und beispielsweise den Einkaufszettel abhaken dürfen.
3. Löst Probleme gemeinsam. Egal, ob Dein Kind eine schlechte Schulnote bekommen hat, mit einem Freund zerstritten ist oder nach einem Misserfolg an seinen Fähigkeiten zweifelt: Bleibt in Kontakt und sprecht darüber! Für einen guten Zusammenhalt in der Familie ist Kommunikation das A und O. Das bedeutet auch, aufmerksam für die kleinen Signale Deiner Kinder zu sein,

denn nicht immer möchten diese sofort über ihre Sorgen sprechen. Frage im Zweifel also lieber behutsam nach, wenn Dir irgendetwas komisch vorkommt.

GEHEIMTIPP

Geheimnisse lieber vermeiden

Manche Kinder kommen mit bestimmten Problemen lieber zu ihrer Mama oder zu ihrem Papa. Das ist ganz normal. Achte aber darauf, dass in einer solchen Situation keine Geheimnisse entstehen, denn diese könnten eure kleine Familieneinheit gefährden. Es ist nicht gut, Dinge, die Dir im Vertrauen erzählt wurden, einfach an die Mama auszuplaudern. Andererseits möchte die Mama natürlich auch wissen, was das Kind beschäftigt. Ermuntere es daher immer, auch die Mama einzuweihen oder besprecht das sensible Thema, wenn euer Kind nicht dabei ist.

Für eine starke Einheit zwischen Papa, Mama und Kind gibt es viele Ansätze. Sie basieren auf einem starken Vertrauen zwischen allen Familienmitgliedern und einer guten Beziehung untereinander. Das betrifft nicht nur die Mama-Kind- und die Papa-Kind-Beziehung, sondern auch das Verhältnis zwischen euch als Eltern. Achtet daher auch untereinander auf einen respektvollen Umgang auf Augenhöhe.

PAPA-BONDING: VON ANFANG AN EINE STARKE VATER-KIND-BEZIEHUNG

Wenn ein Baby auf die Welt kommt, sucht es sich in den ersten Lebenswochen und -monaten die Personen aus, zu denen es eine besonders innige Beziehung aufbaut—seine sogenannten Bezugspersonen. Oftmals sind das automatisch Mama und Papa, weil diese die meiste Zeit mit dem Kind verbringen. Aber Vorsicht: Wenn Du viel in der Arbeit bist und Dich nach Feierabend und am Wochenende ebenfalls rarmachst, besteht das Risiko, dass Dein Baby eine andere enge Bezugsperson wählt—wie etwa die Oma oder den Opa. Das möchtest Du natürlich nicht. Deshalb solltest Du von Anfang selbst aktiv dazu beitragen, eine gute Bindung zu Deinem Baby aufzubauen. Das klappt mit Papa-Bonding. *In diesem Kapitel möchte ich dir zu verstehen geben*, was genau man unter Papa-Bonding versteht und wie Du für eine starke Verbundenheit zwischen Dir und Deinem Baby sorgen kannst. Du wirst sehen, es lohnt sich!

WAS IST ÜBERHAUPT PAPA-BONDING?

Als Bonding bezeichnet man eine Beziehung zwischen einer Bezugsperson und einem Baby, die von Vertrauen, Geborgenheit, Sicherheit und Nähe geprägt ist. Bei einer Person, an die ein Baby sicher gebunden ist, kann sich das Baby schnell beruhigen und sicher fühlen. Meist ist die Mama die Hauptbezugsperson, denn schließlich hat sie das Baby neun Monate lang in ihrem Bauch herumgetragen. Es kennt die Stimme, den Geruch und die Bewegungen der Mama also schon deutlich länger als Dich. Dazu kommt noch, dass der Säugling nach der Geburt beim Stillen eine intensive körperliche und emotionale Nähe zu seiner Mutter genießt. Trotzdem kannst natürlich auch Du als Papa ein gutes Bonding zu Deinem Kind aufbauen.

TIPP

Das erste Lebensjahr für das Papa-Bonding nutzen

Die bindungsbildende Phase eines Säuglings dauert aktuellen wissenschaftlichen Erkenntnissen zufolge fast das komplette erste Lebensjahr an. Diese Zeit solltest Du also bewusst nutzen, um für eine enge Beziehung zwischen Dir und Deinem Kind zu sorgen.

Wie gut das Bonding zwischen dem Baby und seinen wichtigsten Bezugspersonen ist, hat einen großen Einfluss auf sein späteres Verhalten. Insbesondere die Beziehungsfähigkeit, die Kontaktfreudigkeit, das Urvertrauen, das Bedürfnis nach Nähe und das Verhältnis zu den Eltern wird durch ein gutes Bonding im ersten Lebensjahr beeinflusst.

WARUM PAPA-BONDING SO WICHTIG

In der heutigen Zeit spielt das Thema Papa-Bonding eine viel größere Rolle als noch vor einigen

Jahren oder Jahrzehnten. Wie ich bereits in den vorausgegangenen Kapiteln erläutert habe, hat sich das Bild eines guten Vaters drastisch gewandelt. Moderne Väter wollen natürlich, dass ihre Kinder ihnen mit viel Liebe, Vertrauen und Respekt begegnen. Ein gutes Papa-Bonding bietet dabei für alle Beteiligten viele Pluspunkte:

1. Baby: Das Kind, das einen engen Kontakt zu seinem Papa hat, wird später kontaktfreudiger, ruhiger und selbstständiger sein.
2. Papa: Dein Baby kann sich schnell in Deinen Armen beruhigen, wenn es weint und auch später wird das Kind gerne Zeit mit Dir verbringen. Sicher an ihren Papa gebundene Kinder haben schon früh gelernt, ihren Vater zu respektieren, was die Erziehung später erleichtert.
3. Mama: Sie wird sowohl körperlich als auch psychisch entlastet, weil Du bereit bist, Dich auch um das Kind zu kümmern. Deine Partnerin wird zudem ein größeres Zutrauen in Dich und Deine Fähigkeiten entwickeln, wenn Du ihr von Anfang an zeigst, dass Du Dich für das Baby interessierst und Dich aktiv an seiner Erziehung beteiligst.

Du siehst:
Du als Papa bist wichtig für Dein Baby und daher gut damit beraten, für ein gutes Papa-Bonding zu sorgen. Doch wie funktioniert das konkret?

EINE STARKE VERBUNDENHEIT ZWISCHEN PAPA UND KIND

Damit es mit dem Papa-Bonding klappt, solltest Du von Anfang mit Deinem Kind kommunizieren und so viel Zeit wie möglich verbringen. Dies ist das A und O dafür, dass es Dich später als Bezugsperson auswählt. Und das funktioniert wie folgt:

- In der Schwangerschaft: Um schon in der Schwangerschaft eine Beziehung zu Deinem Baby aufzubauen, solltest Du viel Zeit mit Deiner Partnerin verbringen. Schon ab der elften Woche können Babys hören. Ab diesem Zeitpunkt solltest Du häufig mit dem Babybauch sprechen, damit Dein kleiner Schatz Deine Stimme kennenlernen und nach der Geburt wiedererkennen kann. Darüber hinaus solltest Du der werdenden Mama gegenüber fürsorglich sein. Creme ihren Bauch ein, gönne ihr eine Massage, sei beim Sex besonders liebevoll. Durch den Hormonhaushalt der Mutter weiß das Baby ganz genau, was Deine Frau empfindet, wenn Du in ihrer Nähe bist. Fühlt sie sich in Deiner Gegenwart wohl, wird das Kind es spüren. Das sind die besten Voraussetzungen für ein gutes Papa-Bonding.
- Direkt nach der Entbindung: Unmittelbar nach der Geburt ist eine gute Gelegenheit dafür, den Beziehungstank zum Baby ordentlich aufzufüllen. In den ersten Minuten nach der Entbindung

wählt das Baby bereits seine wichtigsten Bezugspersonen aus. Meist fällt die Wahl zuerst auf die Mutter, denn auf ihrem Bauch wird das Kind abgelegt und hier darf es in aller Regel auch seine erste Milchmahlzeit zu sich nehmen. Das heißt aber keinesfalls, dass Du beim Bonding nach der Geburt außen vor bist. Du kannst das Baby ebenfalls schon kurz nach der Geburt halten —am besten direkt auf der nackten Brust—und leise zu ihm sprechen. Dann kann Dein Kind Deine Stimme wiedererkennen, Deinen Geruch wahrnehmen und Deine Haut spüren. Streichle das Baby bei seiner ersten Mahlzeit an den Händen oder Füßen, damit es direkt lernt, dass auch Du eine wichtige Person bist, wenn es um die lebensnotwendige Nahrungsaufnahme geht.

- Die ersten Stunden nach der Geburt: Meist ist Deine Frau in dieser Zeit noch zu geschwächt, um sich selbst um die Versorgung des Kindes zu kümmern. Das ist Deine Chance!
- *Ganz klarer Tipp: Entscheidet euch am besten für ein Familienzimmer, das war das beste, was wir machen konnten, um einfach nach der Geburt maximale Ruhe zu genießen. Vielleicht ist aber auch eine ambulante Geburt eine Option für euch,* damit Du die ganze Zeit vor Ort bist und Dich selbst um das Kind kümmern kannst, statt diese Aufgaben den Krankenschwestern zu überlassen. Bei jedem Wickeln, jedem

Waschen und jedem Anziehen hast Du die Möglichkeit, Dein Baby zu berühren und zu ihm zu sprechen und kannst somit das Papa-Bonding stärken. Du kannst das Baby auch ins Bett bringen, es herumtragen, es schaukeln und streicheln. Je mehr Tätigkeiten Du übernimmst, desto schneller wird eure Bindung gestärkt und desto sicherer wirst Du auch im Umgang mit diesem winzig kleinen Wesen.

- Das erste Lebensjahr mit Deinem Baby: Im gesamten ersten Lebensjahr—und eigentlich auch in allen darauffolgenden Jahren—ist es vor allem wichtig, dass Du als Vater präsent bist. Je mehr Zeit Du mit Deinem Kind verbringst, desto besser kann es Dich kennen und lieben lernen. Spende ihm viel Nähe, sprich mit ihm, schlaft gemeinsam in einem großen Familienbett, füttere es mit Brei, wenn es älter ist, spiele mit ihm, schaut zusammen Bücher an ... Es gibt unzählige Gelegenheiten, um mit Deinem Kind in Kontakt zu treten. Nutze für ein gutes Papa-Bonding so viele wie möglich davon.

Aus biologischen Gründen magst Du etwas benachteiligt sein, wenn es darum geht, eine intensive Beziehung zu Deinem Baby aufzubauen, weil Du nicht schwanger werden und auch nicht stillen kannst. Statt deshalb neidisch auf Deine Partnerin zu sein und Dich abzuwenden, solltest Du umso mehr Gas geben und von Anfang an versuchen, Deine eigene Rolle im Familienalltag zu finden, mit der Du die Bindung zum Baby stärken kannst. Wenn Deine Partnerin das Kind stillt und kuschelt, könntest Du den Part des Spielens, Herumtobens und Entdeckens übernehmen. Du kannst ihm vorlesen, vorsingen oder es tragen. Erlaubt ist alles, was Dir und dem Baby gefällt. Denke dabei immer daran: Jede Zuwendung Deinem Baby gegenüber wird euren Bindungstank auffüllen.

MENTAL LOAD - WICHTIGES THEMA AUCH FÜR PAPAS

Wer organisiert den Kindergeburtstag? Wer überlegt sich, was es am Abend zu essen gibt? Wer wählt das Geburtstagsgeschenk aus? In den meisten Familien lautet die Antwort auf diese Frage: Die Frau, die Partnerin, die Mama. Ohne dass Außenstehende dies bemerken, hat sie unendlich viele und lange To-do-Listen in ihrem Kopf, die permanent verfügbar sein müssen, damit ja nichts vergessen wird. Das setzt die Frau unter Druck, lässt sie reizbar werden und sorgt für schlechte Laune. Seit einiger Zeit hat dieses Phänomen für all die unsichtbaren Aufgaben der Frau in einer Partnerschaft oder Familie auch einen Namen: Mental Load. Worum es dabei genau geht und weshalb dieses Thema nicht nur für Deine Frau, sondern auch für Dich eine große Bedeutung hat, möchte ich Dir in diesem Kapitel genauer erläutern. Außerdem zeige ich Dir konkrete Lösungsansätze gegen den Mental Load in eurer Familie.

WAS IST MENTAL LOAD?

Mental Load ist der Begriff dafür, dass in einer Partnerschaft und einer Familie zusätzlich zu den sichtbaren Aufgaben eine große Anzahl an unsichtbaren Aufgaben existiert. Diese werden zwar nicht explizit als Aufgaben genannt, es gibt sie aber dennoch. Deshalb müssen sie oft nebenher als solche erkannt, geplant und erledigt werden. In den meisten Beziehungen und Familien werden diese Tätigkeiten von einer einzigen Person übernehmen—und das ist in aller Regel die Frau. Sie hat die komplette Verantwortung und somit den gesamten Mental Load. Dabei ist es gleichgültig, ob und in welchem Umfang sie selbst erwerbstätig ist.

Es sind vor allem Frauen betroffen, weil diese schon im frühen Kindesalter darauf trainiert werden, dass sie sich später kümmern müssen. Unabhängig davon, welchen Beruf sie ergreift, lernt eine Frau von klein auf, dass sie zusätzlich für den Haushalt und die Familie da sein muss. Teilweise wird behauptet, diese Arbeit liege den Frauen in den Genen und würde ihnen Freude bereiten. Deshalb bekommen sie für diese Tätigkeiten auch keine Anerkennung, denn es wird angenommen, dies sei selbstverständlich. In vielen Familien gilt auch einfach das Motto: „Mama macht das schon." Manche Männer sind zudem der Meinung, dass ihre Frauen die einzelnen Aufgaben ohnehin besser erledigen und nehmen sich daher komplett zurück. Aber nicht nur Frauen mit Kindern tragen in der heutigen Zeit oftmals den kompletten Mental Load. Auch in kinderlosen

Beziehungen übernehmen sie in vielen Fällen den Mental Load des Partners und des gemeinsamen Haushalts. Sie erinnern ihre Männer an nahende Geburtstage, gießen die Pflanzen, füllen den Kühlschrank auf und räumen die frisch gebügelten Hemden in den Kleiderschrank. Wenn der Mann am Abend von der Arbeit nach Hause kommt, soll er schließlich keine lange To-do-Liste abarbeiten müssen, sondern sich entspannen können.

DER MENTAL LOAD UND AUSWIRKUNGEN AUF DIE FAMILIE

Muss die Frau in der Partnerschaft oder Familie den Mental Load komplett alleine tragen, droht früher oder später die vollkommene Überlastung. Das merkst Du daran, dass sie immer erschöpft ist, nie Zeit zum Hinsetzen findet und permanent in Bewegung bleibt. Sie verliert womöglich ihren Humor und ist im Kopf gar nicht richtig vor Ort, wenn Du mit ihr reden möchtest. Im schlimmsten Fall erleidet sie ein Burnout. Wahrscheinlich ist zudem, dass es immer häufiger zu Streit zwischen Dir und Deiner Partnerin kommen wird, weil sie sich alleingelassen fühlt und einfach überfordert mit allem ist. Oftmals ist sie auch als Mama schnell gereizt, schimpft mit eurem Kind oder schreit es sogar an. Da sie damit gegen ihre eigenen Erwartungen an sich als Mutter handelt, wird sie zunehmend verzweifelter sein und an ihren Mütterqualitäten zweifeln. Es beginnt ein Teufelskreis und der Einzige, der ihr hier heraushelfen kann, bist Du.

LÖSUNGSANSÄTZE GEGEN MENTAL LOAD

Um den Mental Load Deiner Partnerin zu reduzieren, ist es wichtig, so früh wie möglich darüber zu sprechen. Sobald Du merkst, dass Deine Frau überlastet ist, suchst Du am besten direkt das Gespräch. Frage sie, wie Du ihr helfen und welche Aufgaben Du ihr abnehmen kannst. Teile ihr unmissverständlich mit, dass Du gar nicht möchtest, dass sie den kompletten Mental Load allein trägt, Du aber einfach nicht genau weißt, an welcher Stelle Du Dich einbringen kannst. *Bei uns zuhause versuche ich, so oft wie es geht zu kochen, ein Tipp, den ich dir gerne geben möchte, ist: kocht größere Mengen vor, das erleichtert das Ganze ungemein.* Setzt euch dann in einer ruhigen Stunde zusammen und plant den Mental Load eurer Familie so, dass er gleichberechtigt ist. Dafür empfehle ich die folgenden drei Schritte:

1. Aktuelle Situation überprüfen: Schreibt so kleinteilig wie möglich auf, welche Aufgaben wer von euch beiden wann und wie oft erledigt. Vergesst dabei nicht zu notieren, wer die jeweilige Tätigkeit anstößt.
2. Besprechung: Einmal pro Woche solltet ihr die Verantwortungsbereiche und die einzelnen Aufgaben verteilen. An dieser Stelle kann Deine Frau mitteilen, wo sie gerne Tätigkeiten abgeben möchte.
3. Rückblick: Einmal im Monat steht ein Rückblick an. Überprüft, wie die neue Aufgabenteilung insgesamt ablief. Wo hat es schon gut geklappt

und wo besteht noch Nachbesserungsbedarf? Macht es bei manchen Aufgaben Sinn, sie zu wechseln? Möchte einer von euch beiden Aufgaben abgeben? Anhand der hierbei gewonnenen Ergebnisse könnt ihr dann wieder einen neuen Wochenplan aufstellen.

Das A und O, um den Mental Load Deiner Frau zu verringern, besteht also darin, darüber zu sprechen. Erkenne das Problem Deiner Partnerin an und geht in ein offenes Gespräch miteinander. Danach setzt ihr bei der fairen Aufgabenaufteilung an. Davon wird nicht nur eure Partnerschaft profitieren, sondern vor allem auch euer Kind—denn das kann sich über eine viel ausgeglichenere und entspanntere Mama freuen.

TIPPS UND TRICKS FÜR DEN ALLTAG

Im Alltag ist es nicht immer einfach, ein guter Papa zu sein. Schlafmangel, lange Schreistunden des Babys wegen Blähungen und Bauchweh, die zusätzliche Belastung durch den Job und den Haushalt, die häufige Isolation mit dem Baby im ersten Lebensjahr – all diese Faktoren zusammen können zu Überforderung führen, durch die es Dir schwerfällt, immer bedürfnisorientiert und richtig auf Dein Kind zu reagieren. Deshalb habe ich Dir hier abschließend noch ein paar Tipps und Tricks zusammengestellt, die Deinen Alltag mit Deinem Baby und später Kleinkind erleichtern werden. Und keine Panik: An manchen Tagen wirst Du auch mal die Geduld verlieren und vielleicht am Ende des Tages daran zweifeln, ob Du wirklich ein guter Papa bist. Aber ja, das bist Du. Schon allein, weil Du Dein Verhalten reflektierst und bestrebt bist, es schon am nächsten Morgen wieder besser hinzubekommen.

ADIEU, SCHLAFLOSE NÄCHTE

„Schlafen wie ein Baby?! Na, ich würde lieber schlafen wie mein Mann!" Ich musste herzhaft lachen, als ich hörte, wie eine Freundin, die kürzlich selbst Mama geworden war, ebendiesen Satz in einem Gespräch zu meiner Frau sagte. Wir waren zu dieser Zeit schon etwas länger Eltern und konnten bestätigen, dass Babys gar nicht so gut schlafen, wie es das oft zitierte Sprichwort vermuten lässt.

Allerdings stimme ich der Freundin meiner Frau auch nicht ganz zu. Denn: Auch ich als Papa konnte deutlich schlechter schlafen, seit unser Baby auf der Welt war. Als moderner Papa versuche ich meine Frau zu unterstützen, wann immer es mir möglich war und natürlich auch in den Abendstunden und in der Nacht, wenn unser kleiner Schatz mal wieder nicht schlafen wollte. Ich konnte das Baby nicht stillen, ihm aber sehr wohl eine Flasche geben, es herumtragen, es auf dem Arm schaukeln. Und das tat ich, zwar nicht Nacht für Nacht, aber so gut es mir möglich war. Wir haben uns dabei so gut es geht abgewechselt und das über mehrere Wochen lang. Irgendwann waren unsere Energiereserven aber doch so gut wie aufgebraucht.

Meine Frau und ich waren einfach müde, tagsüber total ausgelaugt, schnell reizbar und stritten häufiger.

Also wurde es Zeit, etwas an unserer Situation zu ändern. Ich startete eine Websuche mit den Keywords „Baby schläft nicht—was tun?"—und erhielt unzählige Ratschläge und Tipps. Schnell stellte ich fest, dass wir längst nicht die einzigen Eltern waren, die seit der Geburt des Babys mit Schlafmangel zu kämpfen hatten. Im Gegenteil: Fast alle Eltern teilten unser Schicksal. Also fingen wir an, verschiedene Dinge auszuprobieren. Nicht alles funktionierte, manches aber schon. Die sechs wichtigsten Tipps, die meiner Frau, dem Baby und mir zu einem besseren Schlaf verholfen haben, waren letztendlich die folgenden:

1. Ruhige Abendgestaltung: Ich muss zugegeben, am Anfang habe ich einen typischen Vaterfehler gemacht. Wenn ich abends von der Arbeit nach Hause kam, konnte ich es kaum erwarten, das Baby zu mir zu holen und zu bespaßen. Endlich konnte ich es auskitzeln, in die Luft werfen und allerhand Schabernack mit ihm treiben. Unser Baby fand es auch toll, so viel bespaßt zu werden und kicherte und lachte aus vollem Hals. Allerdings war es danach augenscheinlich sehr aufgeregt und kam nur schlecht zur Ruhe. Ich stieß im Internet auf den Tipp, den Abend ruhiger zu gestalten. Schweren Herzens ließ ich die witzigen Kitzel-, Hochwerf- und Guck-guck-Spiele am Abend also erstmal sein. Und siehe

da: Unser kleiner Schatz konnte wirklich viel schneller abschalten und einschlafen.

2. Trage: Als Papa, der sich gut auf die Geburt und die erste Zeit mit dem Baby vorbereitet hat, weißt Du natürlich, dass Säuglinge in Bewegung besonders gut schlafen. Sanfte, schaukelnde Bewegungen erinnern sie an ihre Zeit in Mamas Bauch, weshalb sie sich schnell beruhigen. Wahrscheinlich wirst Du Dein Baby daher immer, wenn es partout nicht einschlafen kann, auf dem Arm herumtragen. Das ist aber auf Dauer extrem anstrengend. Deshalb kann ich Dir nur raten, ein Tragetuch oder eine Tragehilfe auszuprobieren. Damit kannst Du Deinen kleinen Schatz direkt vor der Brust tragen und ihm beim Einschlafen helfen, hast aber selbst die Hände frei. Das Gewicht des Kindes verteilt sich angenehm auf dem gesamten Rücken, sodass Du weniger mit Verspannungen und Schmerzen zu kämpfen hast. Ob für einen ausgedehnten Spaziergang an der frischen Luft, als Einschlafhilfe am Abend oder um tagsüber ein paar Dinge im Haushalt zu erledigen—so eine Trage ist vielseitig einsetzbar und meiner Meinung nach Gold wert. Dabei ist das Tragen mit einer solchen Tragehilfe übrigens absolut im Trend und gerade Papas profitieren davon, denn nicht ohne Grund gibt es das Sprichwort: „Das Tragen ist das Stillen der Männer". Damit hast Du eine gute Möglichkeit, die Bindung zu Deinem Baby zu stärken.

3. Federwiege: So schön das Tragen für mich als Papa auch war—manchmal ist es einfach toll, das Kind auch mal ablegen zu können. Da unser Baby aber im Bett kaum zur Ruhe kam, haben wir uns eine Federwiege angeschafft. In einer solchen liegt das Kind in einer Position, die sehr gesund für die Wirbelsäule ist, und wird von Dir sanft auf und ab gewippt. Meistens dauert es nicht lange, bis die Augen schwer werden und das Baby eingeschlafen ist. Dann kannst Du mit dem Wippen aufhören und Dich um andere Sachen kümmern. Wir haben die Federwiege gerne für den Mittagsschlaf genutzt. Aber auch abends, wenn unser kleiner Liebling mal wieder absolut nicht einschlafen wollte, kam die Federwiege zum Einsatz. Nachdem das Kind dann eingeschlafen war, haben wir es vorsichtig in sein Bett umgelegt. Das hat meist prima geklappt und uns so manche abendliche Schreistunde erspart.
4. Regengeräusch: Jetzt kommt ein Tipp, an den ich am Anfang selbst nicht glauben wollte, aber er funktionierte bei uns tatsächlich. Immer, wenn unser Baby einschlafen sollte, öffneten wir eine Geräusche-App auf dem Handy und spielten leise Regengeräusche ab. Diese wirkten auf unseren kleinen Schatz wahre Wunder, denn er kam schneller zur Ruhe, während er gespannt dem Regen lauschte und schlief schneller ein. Nach etwa einer Stunde, wenn wir selbst ins

Bett gingen, konnten wir das Regengeräusch dann wieder ausschalten. Auch wenn unser Baby nachts mal wach wurde und nicht wieder einschlafen konnte, half das Rauschen oft beim Einschlafen. Manche Eltern schwören übrigens auch auf andere Geräusche—wie das Brummen eines Automotors, den Staubsauger oder den Föhn.

5. Gute-Nacht-Geschichte: Es ist eigentlich ein Klassiker, dem Kind vor dem Schlafen eine Gute-Nacht-Geschichte zu erzählen. Wir haben das aber am Anfang gar nicht ausprobiert, weil wir dachten, dass sich erst ältere Kinder für so etwas interessieren. Bei meiner Recherche im Netz merkte ich aber schnell, dass das auch bei kleinen Babys funktionieren kann. Dabei ist es eigentlich ganz egal, was für eine Geschichte Du erzählst. Es beruhigt Deinen kleinen Schatz einfach ungemein, der bekannten Stimme von Mama und Papa zuzuhören. Bei unserem Baby hat das tatsächlich schon im Alter von wenigen Wochen super geklappt. Unserer Erfahrung nach ist es dabei übrigens am besten, wenn Du die Geschichte erzählst. Papas tiefe Stimme wirkt nämlich ganz besonders beruhigend.
6. Pucken: Beim Pucken wird das Baby ganz eng in einem Tuch eingewickelt, sodass es seine Arme nicht mehr richtig bewegen kann. Das klingt erstmal schrecklich? Finde ich auch! Aber aus Verzweiflung probiert man ja dann doch

Dinge aus, die man eigentlich ablehnt... Und es hat funktioniert. Wenn Dein Baby sehr hektisch ist, kann es sein, dass es sich mit Armen und Beinen immer wieder selbst weckt—sowohl beim Einschlafen als auch in der Nacht. Das passiert nicht, wenn Du es puckst. Für die meisten kleinen Babys ist das Pucken sogar sehr angenehm. Durch die Enge fühlen sie sich an die Zeit in Mamas Bauch zurückerinnert und das vermittelt ihnen sofort ein warmes und wohliges Gefühl.

Leider kann ich Dir nicht garantieren, dass die genannten Tipps bei Deinem Baby Wunder bewirken.

ÜBERLE-BENSTIPP

Schlaf, wenn das Baby schläft!

Schlafmangel ist gesundheitsschädlich. Dein Immunsystem wird geschwächt glaube es mir;-), Deine Leistungsfähigkeit lässt nach, das Risiko für Übergewicht nimmt zu und psychische Erkrankungen drohen. Deshalb solltest Du, gerade wenn Dein Baby nachts schlecht schläft, jede Chance nutzen, Dich tagsüber auszuruhen. Das gilt übrigens auch für Deine Frau. Lasst den Haushalt einfach mal Haushalt sein und legt euch mittags mit dem Baby hin, um selbst eine oder zwei Stunden zu schlafen. Es wird euch so gut tun!

Fest steht:
Es schadet sicher nichts, die Tipps einmal auszuprobieren. Vielleicht ist ja der Trick dabei, der Dich, Deine Partnerin und Dein Baby besser schlafen lässt? Ich wünsche es euch von ganzem Herzen.

AUA, BLÄHUNGEN - WAS HILFT WIRKLICH GEGEN BAUCHWEH BEI KINDERN?

Blähungen und Bauchschmerzen bei eurem Baby können euren Alltag als Familie sehr belasten. Babys mit Bauchschmerzen sind sehr unausgeglichen, weinerlich und lassen sich oft nur schwer beruhigen. Leider ist dies ein Phänomen, welches sehr häufig vorkommt. Insbesondere in den ersten drei Lebensmonaten sind Babys häufig von Blähungen betroffen, die dann zu starken Bauchschmerzen führen können.

Unglücklicherweise haben auch wir das bei unserem Kind durchgemacht. Du erkennst Bauchschmerzen bei Deinem kleinen Schatz daran, dass er viel schreit, die Händchen zu Fäusten ballt, stark mit den Beinen strampelt und sich kaum beruhigen lässt. Mitunter ist auch der Bauch ganz aufgebläht und hart. Ursachen für die Blähungen und Bauchweh gibt es viele:

- Das Baby schluckt beim Trinken der Milch zu viel Luft, weil es zu hastig trinkt.

- Dein Baby schreit viel und schluckt dabei Luft.
- Das Kind hat eine Unverträglichkeit gegen Milcheiweiß.
- Bei der Einführung von Beikost reagiert das Baby auf ein neues Lebensmittel mit Blähungen.
- Das Baby ist sehr sensibel und bekommt bei zu vielen Umweltreizen Bauchschmerzen.

Die beste Abhilfe gegen Bauchweh bei Babys besteht darin, die Ursachen zu finden und weitestgehend zu vermeiden. Falls Du einen hastigen Trinker hast, kannst Du ihm häufiger kleinere Portionen aus der Flasche anbieten oder die Mama kann es in kürzeren Abständen an der Brust anlegen. Dann ist der Hunger nicht so groß, das Baby trinkt langsamer und schluckt weniger Luft. Nach der Mahlzeit solltest Du versuchen, Dein Baby zu einem Bäuerchen zu bewegen, damit die überschüssige Luft aus dem Magen entweichen und gar nicht erst in den Darm gelangen kann. Achte in den ersten drei Lebensmonaten auf eine ruhige Umgebung und vermeide es, permanent den Fernseher oder das Radio laufen zu lassen. Wenn ihr Beikost einführt, geht am besten langsam vor und tastet euch Stück für Stück an neue Lebensmittel heran. Beginnt mit leicht verträglichen Lebensmitteln wie Kürbis oder Karotte.

Doch was tun, wenn das Bauchweh akut ist, Dein Baby schreit und schreit und sich nicht beruhigen lässt? In solchen Situationen leidet ihr als Eltern wahrscheinlich

TIPP

Die besten Tipps gegen Bauchweh bei Babys

Du kannst das Bäuchlein mit etwas **Kümmelöl** im Uhrzeigersinn sanft massieren und Dein Baby im Fliegergriff tragen. Diese Position wirkt entspannend auf den Bauch und hilft dem Kind, die Blähungen loszuwerden. Auch ein warmes Kirschkernkissen wird von vielen Babys bei Bauchweh als sehr angenehm empfunden. Den meisten Babys hilft es, wenn sie bei Blähungen und Bauchschmerzen viel Nähe bekommen. Nimm Dein Kind nach Möglichkeit ins Tragetuch, denn die aufrechte Position hilft Deinem Baby ebenfalls dabei, die Luft aus dem Bauch schnell wieder loszuwerden. Ziehe die Windel aus und halte Dein Baby über einem kleinen Töpfchen mit angewinkelten Beinen vorsichtig ab. Dabei kannst Du die Beine auch sanft kreisen lassen. Diese Haltung unterstützt Babys Bäuchlein ebenfalls dabei, Blähungen loszuwerden.

unglaublich mit. Natürlich möchtet ihr eurem Baby die Schmerzen schnell nehmen—aber wie?

Wenn alles nichts hilft, bleibt noch der Griff zu entblähenden Medikamenten. Es gibt einige Mittel, die auch für kleine Säuglinge schon geeignet sind. Wende diese aber bitte nur in Absprache mit dem Kinderarzt an. Auch nach dem ersten Lebensjahr können Kinder noch unter Bauchschmerzen leiden. Meist handelt es sich dabei um eine leichte Magenverstimmung nach zu vielen Süßigkeiten oder zu fettigem Essen. Auch Verstopfungen können zu Bauchweh führen. Achte darauf, dass Dein Kind sich überwiegend ausgewogen ernährt, viele Ballaststoffe durch Obst und Gemüse zu sich nimmt und ausreichend trinkt. Das hält die Verdauung in Schwung und beugt Verstopfungen vor. Manchmal bekommen ältere Kinder auch bei Stress und Ängsten Bauchschmerzen. Sollte Dein Kind über einen längeren Zeitraum immer wieder über Bauchschmerzen klagen, die Du Dir nicht erklären kannst, zögere nicht, mit Deinem Arzt über die Probleme zu sprechen.

DEN HAUSHALT SCHMEISSEN

Plötzlich ist da dieses kleine Wesen, welches am liebsten immer eure gesamte Aufmerksamkeit haben möchte. Da ist es vollkommen normal, dass der Haushalt auch mal auf der Strecke bleibt—und gerade kurz nach der Geburt ist das auch absolut okay. In dieser Zeit gibt es keinen Grund, sich mit Staubwischen, Fensterputzen oder Staubsaugen zu stressen. Lernt euer Baby erstmal in Ruhe kennen und findet euren Rhythmus als Familie. Früher oder später müsst ihr aber die Kurve bekommen und eine Möglichkeit finden, den Haushalt zu schmeißen.

Wie also könnt ihr die alltäglichen Aufgaben im Haushalt auf die Reihe bekommen, ohne euch selbst

INSIDER TIPP

Den Haushalt erledigen, wenn das Kind schläft? Auf Dauer keine gute Idee

Viele Eltern machen am Anfang den Fehler, sich immer dann um den Haushalt zu kümmern, wenn das Kind schläft. Das funktioniert eine Weile auch ganz gut, aber nach einiger Zeit lauft ihr mit dieser Strategie gegen die Wand. Denn: Auch Eltern brauchen mal Zeit für sich. Ihr könnt euch nicht den ganzen Tag um euer Kind kümmern und dann jedes Schläfchen zum Saubermachen nutzen. Gönnt euch stattdessen Pausen, wenn euer kleiner Schatz ohnehin gerade nicht eure Aufmerksamkeit benötigt und widmet euch auch mal euren Hobbys, um eure Akkus wieder aufzuladen.

oder euer Kind zu vernachlässigen? Dafür habe ich ein paar Tipps für euch gesammelt:

1. Teilt euch die Aufgaben möglichst auf. Einer ist beim Baby, der andere erledigt etwas im Haushalt und danach wird getauscht. So lässt sich in kurzer Zeit viel abarbeiten, ohne dass euer Baby sich lange mit sich allein beschäftigen muss. *Was sich auch sehr gut bewährt hat für mich ist, einfach mit dem Tragetuch den Haushalt machen: Abwaschen und Staubsaugen funktioniert super!*

2. Schreibt einen Haushaltsplan. An jedem Wochentag stehen andere Aufgaben an, die ihr im Alltag gut schafft. Auf diese Weise sorgt ihr für eine gute Grundordnung und -sauberkeit. Zusätzlich anfallende Aufgaben wie Fensterputzen können dann auch mal aufs Wochenende gelegt werden.
3. Stresst euch nicht! Man muss in einem Haus mit Kind nicht vom Boden essen können. Es ist okay, wenn auch mal eine Aufgabe liegen bleibt. Erledigt sie einfach später.
4. Fragt nach Hilfe. Wenn ihr merkt, dass der Haushalt euch überfordert, scheut euch nicht, Hilfe in Anspruch zu nehmen. Eventuell kommt eine Haushaltshilfe in Frage, die euch einmal wöchentlich unterstützt und für eine Grundordnung in eurem Zuhause sorgt.

Einer meiner liebsten Tipps lautet aber wie folgt: Erledigt den Haushalt mit eurem Baby gemeinsam! Für Dein kleines Baby steht ein Nickerchen an? Super! Packe es in die Trage und hänge die Wäsche auf, während es schläft. Dein Baby ist gerade wach und möchte spielen? Dann nimm die Krabbeldecke einfach mit in die Küche, sodass es Dir zuschauen kann, wie Du den Geschirrspüler ausräumst. Je älter Dein Kind wird, desto besser funktioniert dieser Trick. Schon ab einem Alter von zehn bis zwölf Monaten kannst Du anfangen, Dein Kind in Haushaltsaufgaben einzubeziehen. Viele Kinder „helfen" dann schon mit viel Freude dabei, das Besteck aus dem Geschirrspüler auszuräumen, die Wäsche in die Waschmaschine zu werfen oder mit einem Lappen zu putzen. Natürlich ist das zu Beginn vor allem noch Spielerei und keine echte Unterstützung für Dich, aber das ist egal. Wichtig ist nur, dass Du in Ruhe Deine Aufgaben erledigen kannst und Dein Kind nebenbei gut beschäftigt ist und etwas lernt. Älteren Kleinkindern kannst Du dann schon richtige Aufgaben übertragen: Sie lieben es, Knöpfe zu drücken und die Waschmaschine oder den Geschirrspüler einzuschalten. Außerdem können sie beim Tischdecken helfen, Dich beim Kochen mit dem Rühren unterstützen oder die Wäsche nach Farbe sortieren. Sei einfach kreativ und Du wirst merken: Gemeinsam machen die unliebsamen Tätigkeiten im Haushalt gleich viel mehr Freude.

BABYSCHWIMMEN - WARUM VÄTER UND KINDER DAVON PROFITIEREN

Egal, wie sehr Du Dein Baby liebst und wie intensiv ihr euren neuen Alltag als Familie genießt, es ist durchaus normal, dass Dir auch mal die Decke auf den Kopf fällt. Das gilt gerade, wenn Du länger in Elternzeit bist und daher viel Zeit daheim verbringst. Schon allein deshalb ist es eine gute Idee, ein paar Babykurse zu besuchen. Ideal für Papas und Babys ist dabei das Babyschwimmen. Immer mehr moderne Väter entscheiden, einen solchen Kurs mit ihren Säuglingen zu besuchen.

Tatsächlich bietet das Babyschwimmen Dir als Vater ebenso viele Vorteile wie Deinem Baby. Dein kleiner Schatz lernt das Wasser als spannendes Medium schon sehr frühzeitig kennen, sodass er später weniger Ängste entwickeln wird. Er sammelt spannende Eindrücke, kann andere Babys beobachten und lernt, sich im Wasser zu bewegen. Dadurch wird die motorische Entwicklung unterstützt. Die meisten Babys lieben das warme Wasser. Die damit verbundenen Reize wie etwa Temperatur, Auftrieb, Nässe, und Widerstand wirken sich positiv auf die Entwicklung aus. Du als Papa lernst, Dein Baby im Wasser sicher zu halten und hast direkten Haut-an-Haut-Kontakt. Die Berührungen und das gemeinsame Erlebnis stärken die Papa-Baby-Bindung.

Alles in allem ist das Babyschwimmen also eine tolle Erfahrung für euch beide. Und sollte es doch nicht das Richtige für Dich sein, kannst Du auch andere Baby- und später Kleinkind-Kurse mit Deinem kleinen Schatz ausprobieren, wie etwa:

- Babymassage
- Prager-Eltern-Kind-Programm (PEKiP)
- Baby- und Kleinkindturnen
- Krabbelgruppe
- Musikgarten
- Baby-Yoga

Keine Angst:
Die Zeiten, in denen solche Kurse ausschließlich Mamas und ihren Babys vorbehalten waren, sind längst vorbei. Ich selbst habe einige Kurse mit meinem Kind gemacht und immer auch ein paar andere Papas kennengelernt. Es lohnt sich also doppelt!

KAPITEL 4

VIER FRAGEN, DIE SICH ALLE VÄTER STELLEN SOLLTEN

Es gibt ein paar Aspekte, die für Väter ganz besonders wichtig sind. Deshalb rate ich Dir ganz dringend, Dich mit diesen Themen schon während der Schwangerschaft zu beschäftigen. Ich persönlich empfehle Papas auf meinen Erfahrungen basierend, sich vor allem die folgenden Fragen schon lange vor der Geburt des Kindes zu stellen:

1. Was für ein Vater möchtest Du sein?
2. Wie gehst Du mit Vater-Tiefs um?
3. Wie klappt es mit der Karriere—trotz Kind?
4. Wie bleibt genügend Zeit für Zweisamkeit mit der Partnerin?

Nimm Dir für die Beantwortung dieser Fragen ruhig ein wenig Zeit und halte Deine Erkenntnisse am besten schriftlich fest. Ich erläutere Dir in den nächsten Abschnitten noch genauer, wie Du gute Antworten auf diese Fragen findest.

1. WAS FÜR EIN VATER MÖCHTEST DU SEIN?

Mit diesem Punkt ist eng die Frage „Wie soll Dein Kind Dich in Erinnerung behalten?" verknüpft. Die naheliegende Antwort ist: „Na, als guter Papa!" So weit, so gut. Doch was heißt das konkret? Wie genau bist Du denn ein guter Papa?

TIPP

Finde die Antwort mit einem Gedankenexperiment

Am besten, Du stellst Dir einmal vor, dass ihr alle 30 Jahre älter seid, den Geburtstag eures Kindes feiert und über Erziehung plaudert. Dann kommt die Frage auf, wie Dein Kind Dich und Deine Vaterqualitäten rückblickend bewerten würde und an was es sich besonders gut erinnern kann. Wenn es nach Dir geht – woran soll sich Dein Kind in dieser Situation erinnern?

Mir persönlich wäre es wichtig, dass mein Kind dann folgende Dinge sagt:

- „Mein Papa war immer für mich da, wenn ich Probleme hatte." Ich will, dass mein Kind immer zu mir kommt, auch wenn es Fehler gemacht hat oder etwas auf dem Herzen hat, denn es soll mir zu 100 Prozent vertrauen können.
- „Mit meinem Papa konnte ich immer viel Quatsch machen." Ich möchte nicht, dass mein Kind mich später als strengen Vater in Erinnerung behält—sondern als Papa, der immer für einen Spaß aufgelegt war und gerne herumgealbert hat.
- „Mein Vater war in meiner Kindheit präsent und hat sich Zeit für mich genommen." Keinesfalls möchte ich, dass mein Kind sich später einmal darüber ärgern muss, dass ich zu oft gearbeitet habe und zu wenig Zeit für es hatte. Deshalb möchte ich mir im Alltag immer wieder bewusst Freiräume schaffen und Dinge mit meinem Kind unternehmen, die ihm Freude bereiten.
- „Mein Papa hat dafür gesorgt, dass wir ein gutes Leben hatten." Ich würde mich freuen, wenn mein Kind später einmal wertschätzen kann, dass ich viel gearbeitet habe, damit wir uns auch etwas leisten konnten—wie etwa schöne Urlaube und häufige Besuche im Zoo oder Vergnügungspark.
- „Mein Vater hat mir erlaubt, meine eigenen Fehler zu machen." Keinesfalls will ich einer

dieser Väter sein, der sein Kind überbehütet und vor allen Problemen und Fehlern bewahren möchte. Deshalb will ich meinem Kind die Möglichkeit bieten, seine eigenen Fehler zu machen und daraus zu lernen.
- Ganz einfach gesagt: Ich würde wahrscheinlich zu Tränen gerührt sein, wenn mein Kind in einem ruhigen Moment zu mir sagt: „Du bist der beste Papa, den man sich wünschen kann"

Und wie sieht es bei Dir aus? An welche Eigenschaften von Dir soll sich Dein Kind später einmal erinnern? Was ist Deine Definition eines guten Vaters? Schreib so viele Dinge auf, wie Dir einfallen. Hole die Liste nach der Geburt immer wieder hervor, wenn es einmal schwierig wird. Erinnere Dich daran, was Du Dir vorgenommen hast, welche Art von Vater Du sein wolltest und finde auf Deinen Kurs zurück. Und irgendwann, wenn Dein Kind 20 oder 30 Jahre alt ist, könnt ihr euch ja zusammensetzen und darüber diskutieren, was für ein Vater Du seiner Meinung nach wirklich warst.

2. WIE GEHT MAN MIT VATER-TIEFS UM?

Während der Schwangerschaft freust Du Dich wahrscheinlich so sehr auf Dein Baby, dass Du Dir gar nicht vorstellen kannst, dass Dich nach der Geburt auch einmal Vater-Tiefs ereilen könnten. Das passiert aber durchaus häufig: Jeder zehnte Vater hat nach der Geburt ein Stimmungstief. Die Dunkelziffer ist wahrscheinlich noch viel höher. Kein Wunder, denn egal, wie gut Du Dich auf die Geburt und das Baby vorbereitest, mit der veränderten Lebenssituation werden immer Enttäuschungen und unschöne Überraschungen einhergehen. Kannst Du Dich mit diesen Veränderungen nicht anfreunden, drohen depressive Verstimmungen. Du bist erschöpft, leidest unter Schlafstörungen und Freudlosigkeit, Reizbarkeit sowie Konzentrationsschwäche.

Der erste Schritt, um ein solches Vater-Tief zu vermeiden oder richtig damit umzugehen, besteht schon einmal darin, sich vorab darauf vorzubereiten. Du solltest Dir also trotz der rosaroten Brille, die Du wegen der Vorfreude aufs Baby während der Schwangerschaft wahrscheinlich trägst, schon darüber im Klaren sein, dass Enttäuschungen und ungewollte Sorgen nicht ausbleiben. Schlaflose Nächte können extrem anstrengend sein, dazu kommen häufig finanzielle Sorgen, weil der Vater oft erst einmal der Hauptverdiener ist—und gleichzeitig haben auch Papas den Wunsch, so viel Zeit wie möglich mit dem Baby zu verbringen. All das zu vereinen und nebenher auch noch so gut wie keine Zeit für sich selbst zu haben, ist für viele Väter erst einmal schwierig und kann zu einem Vater-Tief führen.

Wenn Du ein solches Tief bei Dir bemerkst, lautet mein wichtigster Tipp: Sprich mit Deiner Partnerin darüber. Oftmals lösen sich Probleme bereits in Luft auf, wenn man sie einfach direkt anspricht.

Vielleicht könnt ihr gemeinsam eine Lösung für mehr Nachtschlaf finden oder vereinbaren, dass Du auch einmal am Tag eine Stunde für Dich und Deine Hobbys hast. Eine solche Auszeit wird Dir guttun. Wenn Gespräche mit Deiner Partnerin oder eine Auszeit Dir nicht weiterhelfen, solltest Du nicht zögern, Dir professionelle Hilfe zu suchen. Eine erste Anlaufstelle kann die Schwangerschaftsberatungsstelle sein. Du kannst aber auch Deinen Hausarzt kontaktieren. Wichtig ist, schnell zu handeln, denn eine Depression ist eine Belastung für die ganze Familie und kann in schweren Fällen sogar lebensbedrohlich sein.

Wie gehe ich damit um? Auch ich habe solche Momente, wo ich mich selbst ab und zu erwische, wie sich so ein Vater-Tief aufbaut ... An dieser Stelle kann ich Dir nur sagen, was mir dann hilft, wenn die Situation aussichtslos ist oder ich nicht weiterweiß. Ich versuche in solchen Momenten vermehrt zu meditieren, raus in die Natur zu gehen, an einem Fluss zu sitzen oder in den Wald zu gehen und einfach präsent zu sein im Hier und Jetzt. Einfach dankbar sein für Geleistetes, mich selbst daran erinnern, wie weit man schon gekommen ist.

3. WIE KLAPPT ES TROTZ KIND MIT DER KARRIERE?

Kind oder Karriere—eine Entscheidung, die alle Väter treffen müssen? Von wegen! Ich behaupte, es lässt sich auch beides miteinander vereinen. Ich behaupte aber nicht, dass es einfach wäre. Im Gegenteil: Hohen

INSIDER TIPP

Gute Planung ist alles

Überlege schon während der Schwangerschaft, wie viel Zeit Du für Deine Kinder haben möchtest. Geh mit Deiner Partnerin ins Gespräch und denkt gemeinsam darüber nach, ob ihr die Erwerbs- und Familienarbeit nicht annähernd fair untereinander aufteilen möchtet. Eine gute Planung ist hier wichtig, denn Du kannst nicht 50 oder 60 Stunden pro Woche außer Haus sein und trotzdem noch Zeit für die Familie haben.

beruflichen Ansprüchen zu genügen und gleichzeitig Zeit und Energie für die Familie aufzubringen, ist eine große Herausforderung. Aber sie lässt sich bewältigen.

Meiner Meinung nach bietet die moderne Elternschaft gute Voraussetzungen dafür, dass Väter Karriere machen und trotzdem für ihr Kind da sein können. Häufig ist es noch so, dass die Mutter deutlich weniger als 40 Wochenstunden arbeitet—der Vater aber dafür oftmals sogar mehr als 50 Stunden wöchentlich. Hier wären eine bessere Balance und eine fairere Aufteilung wünschenswert, damit beide Parteien sich im Beruf verwirklichen können, aber trotzdem noch Zeit für das Kind haben.

Falls Du Deine Stunden reduzieren und in Teilzeit arbeiten möchtest, ist Dein Arbeitgeber möglicherweise nicht begeistert. Viele Väter haben Angst, dass es ihrer Karriere schadet, ein engagierter Vater zu sein. Aber das ist heutzutage längst nicht in allen Betrieben so. Viele Unternehmen bieten beispielsweise väterfreundliche Arbeitszeiten an und ermöglichen Gleitzeit, Homeoffice, Vertrauensarbeitszeit oder Zeitkonten. Dies sind natürlich ideale Voraussetzungen dafür, Deinem Beruf konzentriert und leistungsfähig nachzugehen, ohne dass Dein Kind darunter leiden muss. Falls Dein bisheriger Arbeitgeber nicht gerade familienfreundlich ist, wird es vielleicht einfach Zeit für einen neuen Job. Auch dies kann ein echter Gewinn für Deine Karriere sein, da jeder Jobwechsel mit der Möglichkeit verbunden ist, Dich beruflich weiterzuentwickeln.

4. WIE BLEIBT GENÜGEND ZEIT FÜR ZWEISAMKEIT?

Sobald das Baby da ist, dreht sich erst einmal alles darum. Schlaflose Nächte ersetzen gemütliches Kuscheln in der Nacht, stundenlanges abendliches Stillen löst lustige Fernsehabende ab und statt den Nachmittag im Kino zu verbringen, schiebt ihr den Kinderwagen kilometerweit durch den Wald, damit das Baby schlafen kann. Ja, der neue Alltag mit Baby wird euer bisher gekanntes Leben komplett auf den Kopf und eure Beziehung als Liebespaar auf die Probe stellen. Auch über diese Tatsache solltet ihr euch vorab bewusst sein.

Zweisamkeit ist am Anfang mit dem Neugeborenen sehr rar. Natürlich könnte ich euch jetzt Tipps geben wie „Lasst das Baby doch einfach mal eine Nacht bei Oma schlafen, um ein paar Stunden zu zweit zu genießen“ oder „Kümmert euch schon frühzeitig um einen guten Babysitter"—aber ganz ehrlich: Die wenigsten Eltern werden ihr Kind schon in den ersten Lebensmonaten einfach abgeben. Meine Frau und ich hätten das jedenfalls nicht gekonnt, denn unser Baby wäre ohne seine Mama ohnehin nirgendwo geblieben. Mein ehrlicher Tipp lautet stattdessen: Augen zu und durch. Das erste Jahr mit Baby ist anstrengend und wird wenig Zeit für euch zwei allein bereithalten. Statt dies zu bejammern, solltet ihr es akzeptieren und euch immer daran erinnern, dass auch wieder bessere Zeiten kommen. Denn euer Kind wird größer und euch irgendwann weniger brauchen.

Bis es so weit ist, versucht ihr am besten, die Zweisamkeit im Alltag zu genießen: Das Kind findet abends einfach nicht in den Schlaf? Kuschelt euch gemeinsam zu ihm und erzählt leise von eurem Tag. Eure Stimmen helfen dem Baby, sich zu beruhigen und einzuschlafen, während Deine Partnerin und Du kuscheln und miteinander ins Gespräch kommen könnt. Das Baby möchte abends lange von der Mama gestillt werden? Leg Dich doch zu ihr und streichle ihr dabei sanft den Rücken. Ihr müsst wieder einmal stundenlang den Kinderwagen schieben, weil euer Kind nur so schlafen kann? Nutzt die Zeit zum Händchenhalten und träumt nebenher zusammen von der Zukunft. Das Ziel ist im ersten Lebensjahr des Babys nicht unbedingt, ungestörte Momente ohne Baby für Zweisamkeit zu finden, sondern besteht vielmehr darin, kleine Augenblicke der Zweisamkeit mit dem Baby zu genießen.

KAPITEL 5

DIE FINANZEN ALS VATER CLEVER ORGANISIEREN

Die Finanzen sind ein wichtiges Thema bei der Familienplanung. In der heutigen Zeit steuern meist beide Elternteile einen ähnlichen Betrag zum Haushaltseinkommen bei. Diese Art der Gleichberechtigung ist schließlich ein elementarer Bestandteil der modernen Elternschaft. Aber auch, wenn das in Deiner Familie anders sein sollte—und beispielsweise Du oder Deine Partnerin ein deutlich höheres Einkommen hat—, sind die Finanzen bei der Kinderplanung natürlich ein wichtiger Aspekt. Am besten solltet ihr euch schon vor der Schwangerschaft darüber Gedanken machen, wie ihr die zusätzlichen Kosten für euer Kind finanziell stemmen könnt, welche staatlichen Unterstützungen möglich sind, welche Versicherungen für euren kleinen Schatz abgeschlossen werden sollten und wie ihr als Eltern sorgsam mit euren Finanzen umgehen und Geld sparen könnt. Auf all diese Aspekte möchte ich nun in diesem letzten Kapitel noch ausführlicher eingehen, damit Du und Deine Partnerin euch wirklich umfassend vorbereitet fühlt.

Was kostet eigentlich ein Kind?

Kinder sind teuer—und zwar ordentlich. Studien zeigen: Bis das Kind 18 Jahre alt ist, bezahlen Eltern im Schnitt zwischen 130.000 und 150.000 Euro. Mit diesem Geld ließe sich auch ein Sportwagen der Luxusklasse finanzieren. Sind Kinder also ein teurer Luxus, den sich nur noch Vielverdiener leisten können? Oder muss man zwangsläufig die eigenen Lebensträume hintenanstellen, wenn man ein Kind bekommen will? Nicht unbedingt. Mit einer richtigen Planung ist viel möglich.

Je älter das Kind, desto teurer wird es

Von Anfang an kostet ein Kind Geld, denn es braucht schon allerhand, auch wenn es noch ganz klein ist. Je älter es wird, desto mehr steigen aber auch die monatlichen Kosten an:

- Erstausstattung, Windeln, Nahrung, Kleidung, Spielzeug: Bis Dein Kind in die Schule kommt, zahlst Du für es ungefähr 587 Euro pro Monat.
- Klassenfahrten, Bustickets, Schulbücher, teurere Kleidung: Ab einem Alter von etwa sechs Jahren steigen die durchschnittlichen Monatskosten auf 686 Euro an.
- Smartphones, Hobbys, Markenkleidung: In der Pubertät wird es dann richtig teuer. Teenies im

Alter von 12 bis 18 Jahren kosten monatlich mit etwa 784 Euro noch mal rund 100 Euro mehr.

Nach dem 18. Lebensjahr ist es längst noch nicht vorbei: Viele Eltern zahlen auch nach dem Schulabschluss noch weiter für ihr Kind, weil es studieren möchte und dafür beispielsweise eine eigene Wohnung benötigt.

Die Kosten relativieren sich auf den zweiten Blick

Doch kein Grund zur Panik: Du musst Deine Familienplanung weder aufgeben noch direkt zur nächsten Lotterie gehen und aus Verzweiflung mit dem Lottospielen beginnen. Die Kosten für ein Kind relativieren sich, wenn Du noch einmal genau hinschaust. Denn: Der Staat unterstützt Eltern bei der Familienfinanzierung. Es gibt je nach Einkommen verschiedene Zuschläge und Unterstützungen wie Kindergeld, Mutterschaftsgeld, Elterngeld, Wohngeld für Familien und den Kinderzuschlag.

TIPP

Steuern sparen dank Kind

Auch Steuererleichterungen sind für Eltern mit Kindern möglich. Dies ist dem Kinderfreibetrag zu verdanken, der aktuell bei 8.388 Euro pro Jahr liegt. Das heißt, dass diese Summe bei der Steuer nicht berücksichtigt wird, darauf ergo also keine Steuern gezahlt werden.

Durch die Förderungen vom Staat und die Steuererleichterungen reduzieren sich die Kinder-Kosten beinahe um die Hälfte. Das klingt doch gut, oder?

Ab dem zweiten Kind gibt's Multirabatte

Aus finanzieller Sicht ist es empfehlenswert, mehr als ein Kind zu bekommen. Denn: Ab dem zweiten Kind werden die Kosten niedriger. Du musst die Erstausstattung nicht komplett neu kaufen, sondern kannst vieles vom ersten Kind noch einmal weiterverwenden. Auch Kleidung, Möbelstücke und Spielzeuge lassen sich noch ein zweites Mal nutzen. Zudem werden Familien mit mindestens zwei Kindern auch an anderer Stelle oft bevorzugt: Familienrabatte bei Eintritten ins Kino, in den Vergnügungspark oder in den Zoo gibt es nämlich meist erst ab dem zweiten Kind.

AUSGABEN REDUZIEREN MIT KIND REDUZIEREN?

Jetzt kommt ein spannendes Thema, das auch ich akribisch verfolge, meine Erfahrung und Tipps möchte ich mit Dir teilen. Die obengenannten Zahlen sind natürlich nur Richtwerte. Bei vielen Familien sind die Kosten in der Realität deutlich günstiger, bei etlichen aber auch noch höher. Die Frage ist immer: Was könnte und was möchtet ihr euch leisten? *Sparmöglichkeiten habt ihr im Alltag mit Kind nahezu unbegrenzt:*

- Einen Tipp, den ich Dir geben kann, wo wir immens gespart haben, ist bei der Erstausstattung. Es muss nicht immer der teuerste

Kinderwagen und das superteure Babybett sein. Eurem Baby werden diese Dinge herzlich egal sein, es benötigt nur eure Zuneigung und Liebe. Weiter unten habe ich noch zum Thema Second Hand einen wichtigen Punkt eingefügt, wie man Geld sparen kann.

- Fragt euch, was ihr wirklich braucht: Muss es in den ersten Jahren überhaupt ein Gitterbett sein? Euer Baby kann auch bei euch im Bett schlafen. Ist ein Laufstall wirklich notwendig oder tut es auch eine Krabbeldecke? Braucht das Kind wirklich unzählige Spielsachen, wenn es doch ohnehin am liebsten draußen auf dem Spielplatz mit anderen Kids toben wird?
- Vergleicht die Preise doch mal online. Oftmals ist beispielsweise ein- und derselbe Kinderwagen bei dem einen Händler viel günstiger als bei dem anderen. Einen Tipp möchte ich euch dennoch mitgeben. Schaut mal auf die Website Shoop.de* da könnt ihr euch kostenlos anmelden. Dort bekommt man auf Ausstattung, Kindermode und Spielwaren Rabatte in der Höhe von bis zu 8%, ohne die Newsletter Anmeldung mit einzuberechnen, wo man nochmal bis zu 10% obendrauf sparen könnte. Wie ihr seht, kann man dort, wenn man die Preise vergleicht, nochmal ordentlich sparen.
- Es müssen nicht unbedingt Markenprodukte sein. Die Windeln, Feuchttücher und andere Babyprodukte der Hausmarken der Super-

märkte sind oft genauso gut. Probiert einfach auch mal günstigere Lösungen aus, um eure Haushaltskasse zu schonen.

Vielleicht könnt ihr auch an anderer Stelle sparen, wenn ihr ein Kind bekommen habt, und zum Beispiel das nicht mehr genutzte Motorrad verkaufen oder sogar euren Zweitwagen abstoßen und lieber mehr zu Fuß gehen? Kinder lieben Spaziergänge und fahren auch oft gerne Bus und Bahn. Schaut euch eure Ausgaben einfach mal an und überlegt gemeinsam, wo es noch Sparpotenzial gibt.

VERSICHERUNGEN FÜRS KIND: WAS WIRKLICH WICHTIG IST

Kinder lieben es, wild zu sein und zu toben. Da geht auch schnell mal etwas zu Bruch—zum Beispiel die teure Vase der Uroma oder gar das Bein des Kindes. Je nach Ausmaß eines Unglücks, welches im Eifer des Gefechts einfach sehr schnell passieren kann, sind die finanziellen Folgen für euch als Eltern möglicherweise verheerend. Mit einem guten Versicherungsschutz könnt ihr euch vor hohen Zahlungen schützen. Doch welche Versicherungen sind für Kinder wirklich sinnvoll?

Das A und O: eine gute Haftpflichtversicherung

Die private Haftpflichtversicherung ist für alle Familien sinnvoll. Es kann schnell passieren, dass euer Kind ein Möbelstück kaputtmacht oder mit einer Schaufel eine Schramme an das Auto des Nachbarn haut. In diesem Fall müsst ihr als Eltern in der Regel für die Beschädigungen aufkommen, sofern ihr eure Aufsichtspflicht verletzt habt. Diese Schäden werden aber von der Haftpflichtversicherung übernommen. Die gute Nachricht: Falls ihr bereits eine Haftpflichtversicherung abgeschlossen habt, ist euer Kind grundsätzlich darin mitversichert—und zwar bis es volljährig ist. Sollte es nach dem 18. Lebensjahr noch weiter zur Schule gehen oder anschließend die erste Berufsausbildung machen, ist es weiterhin in der Haftpflichtversicherung der Eltern mitversichert, solange es nicht geheiratet hat. Dasselbe gilt für die üblichen Wartezeiten zwischen den einzelnen Ausbildungsabschnitten.

Unverzichtbar: die Krankenversicherung

Wenn euer Kind einen Unfall hat oder krank wird, benötigt es eine ärztliche Behandlung. Dafür und auch für die Vorsorgeuntersuchungen ist eine Krankenversicherung unerlässlich. Diese kann privat oder gesetzlich erfolgen. Seid ihr selbst gesetzlich krankenversichert, wird euer Sprössling kostenlos in die Familienversicherung aufgenommen. Sollte der Elternteil mit dem höheren Einkommen jedoch privat versichert sein, müsst ihr auch für euer Kind eine eigene private Versicherung abschließen.

Überlegenswert: die private Unfallversicherung

Die Unfallversicherung soll euch finanziell absichern, falls euer Kind nach einem Unfall bleibende Schäden davonträgt. Ich weiß, an diese Situation wollen Eltern nicht denken, aber es ist dennoch wichtig. Sitzt das Kind beispielsweise nach einem Treppensturz im Rollstuhl, kann die Unfallversicherung den behindertengerechten Umbau des Hauses finanzieren. Somit verhindert die Unfallversicherung, dass der ohnehin schon sehr tragische Unfall eures Sprösslings euch auch noch in eine finanzielle Notlage bringt.

Nicht unwichtig: die Kinder-Invaliditäts-Versicherung

Nicht nur Unfälle, auch schwere Erkrankungen können zu Invalidität führen. Deshalb wird diese Zusatzversicherung oftmals in Zusammenhang mit der Unfallversicherung angeboten. Im Falle einer Invalidität wird von dieser Versicherung eine Rente in der vorab vereinbarten Höhe gezahlt. Dies setzt aber eine umfangreichere Gesundheitsprüfung voraus, als das bei der normalen Unfallversicherung der Fall ist.

Für Streitereien vor Gericht: die Rechtsschutzversicherung

Missverständnisse und Streitigkeiten können immer vorkommen. Teilweise hilft nur der Gang zum Anwalt oder zum Gericht, um das eigene Recht durchzusetzen. Solche Situationen können auch direkt mit eurem Kind zusammenhängen. In diesem Fall ist eine Rechtsschutzversicherung sinnvoll. Sie deckt die gesetzlichen

Anwaltsgebühren, die Gerichtskosten, die Gebühren für den Sachverständigen vom Gericht, die Zeugengelder, die Mediationskosten und die Anwaltskosten für die Gegenseite im Falle eines verlorenen Verfahrens. Solange euer Kind minderjährig ist, wird es meist über eure Rechtschutzversicherung mitversichert.

KINDERGELD, ELTERNGELD, KINDERFREIBETRAG, FAMILIENBONUS - WELCHE ANLAUFSTELLEN GIBT ES?

Sowohl in Deutschland als auch in Österreich erhalten Eltern nach der Geburt ihres Kindes eine finanzielle Unterstützung, die den mit der Kinderbetreuung verbundenen Dienstausfall ausgleichen und die Familien finanziell entlasten soll. Je nachdem, wo Du mit Deiner kleinen Familie lebst, unterscheiden sich die Geldbeträge, die Du erhalten kannst. In den nächsten Abschnitten stelle ich Dir die verschiedenen Modelle für Deutschland und Österreich etwas genauer vor und nenne Dir auch die jeweiligen Anlaufstellen, bei denen Du die Anträge stellen und genauere Informationen erhalten kannst.

Kindergeld und Elterngeld in Deutschland

In Deutschland sind vor allem das Kindergeld, das Elterngeld, das Elterngeld Plus und der Partnerschaftsbonus für frischgebackene Eltern interessant.

Kindergeld für die grundlegende Versorgung des Kindes

Die grundlegende Versorgung von Kindern soll in Deutschland mit dem Kindergeld garantiert werden.

Darauf hast Du Anspruch, wenn Dein Kind in Deinem Haushalt lebt und regelmäßig von Dir versorgt wird. Gezahlt wird es normalerweise bis zur Vollendung des 18. Lebensjahrs. Unter bestimmten Voraussetzungen kannst Du aber auch noch für ein volljähriges Kind Kindergeld erhalten. Allerdings erhält nur ein Elternteil das Kindergeld—also entweder Du oder die Mutter des Kindes. Gezahlt wird das Geld pro Kind, sodass Du bei mehreren Kindern eine entsprechend höhere Summe bekommst. Die Höhe des Kindergeldes ist einkommensunabhängig. Du bekommst daher seit Januar 2021 für jedes Kind mindestens 219 Euro pro Monat. Ab dem dritten Kind ist Dein Anspruch auf Kindergeld noch einmal höher, wie folgende Liste zeigt:

- 1. Kind: 219 Euro
- 2. Kind: 219 Euro
- 3. Kind: 225 Euro
- Ab dem vierten Kind: 250 Euro

Das Kindergeld kannst Du direkt ab der Geburt mit dem Kindergeld-Antrag beantragen. Das funktioniert am besten und schnellsten online auf der Website der Bundesagentur für Arbeit. Dort erhältst Du auch noch weitere Informationen zum Thema Kindergeld.

Elterngeld, Elterngeld Plus und Partnerschaftsbonus: Worauf Eltern in Deutschland achten sollten

Nach der Geburt können Mütter und Väter in Deutschland in Elternzeit gehen und Elterngeld beziehen. Diese

Entgeltersatzleistung ist vom Nettoeinkommen abhängig. Anspruch auf Elterngeld hat, wer für die Kinderbetreuung die Erwerbstätigkeit für einige Zeit komplett unterbricht oder nicht voll erwerbstätig sein kann. Eine Alternative ist das sogenannte neue Elterngeld oder auch Elterngeld Plus, welches 2015 eingeführt wurde. Es soll für eine noch bessere Vereinbarkeit von Beruf und Familie sorgen und Eltern die Möglichkeit bieten, ihre Elternzeit und den Elterngeldbezug frei zu gestalten. Das Elterngeld Plus richtet sich insbesondere an Mütter und Väter, die während der Elternzeit wieder in Teilzeit arbeiten möchten. Dann kann die Familienleistung nämlich länger bezogen werden. Das heißt im Klartext: Statt einen Bezugsmonat mit Basiselterngeld zu wählen, kannst Du diesen in zwei Elterngeld Plus Monate umwandeln. So können in Teilzeit arbeitende Mütter und Väter das Elterngeld besser ausschöpfen und die finanzielle Unterstützung doppelt so lange nutzen. Das Elterngeld Plus wird dabei aber in maximal halber Höhe ausgezahlt.

TIPP

Wenn ihr die Elterngeldmonate zwischen Dir und der Mutter des Kindes partnerschaftlich aufteilt, profitiert ihr zusätzlich von den Partnerschaftsmonaten. Ihr bekommt dann vier weitere Elterngeld-Plus-Monate. Voraussetzung dafür: Ihr arbeitet beide in dieser Zeit mindestens 25, aber maximal 30 Wochenstunden.

Um überhaupt Elterngeld oder Elterngeld Plus erhalten zu können, musst Du aber ein paar Voraussetzungen erfüllen:

- Du kümmerst Dich um die Betreuung und Erziehung des Kindes.
- Das Kind lebt mit Dir im Haushalt.
- Du bist nicht oder höchstens für 30 Stunden pro Woche erwerbstätig.
- Du hast Deinen Wohnsitz in Deutschland.

Übrigens: Elterngeld erhalten Arbeitnehmer, Beamte und Selbstständige gleichermaßen. Auch Erwerbslose oder Hausfrauen und Hausmänner können die Leistung beantragen—selbst, wenn sie vor der Geburt keiner Erwerbstätigkeit nachgegangen sind. Die Entgeltersatzleistung kannst Du ab Geburt des Kindes beziehen. Die Abrechnung erfolgt nach Lebensmonaten und nicht nach Kalendermonaten. Vater und Mutter haben gemeinsam 14 Monate zur Verfügung, in denen sie Elterngeld erhalten können. Diese lassen sich nach Belieben untereinander einteilen. Die Höhe des Elterngelds liegt im Normalfall bei etwa 65 Prozent des Nettoeinkommens vor der Geburt. Ein Elternteil kann dabei wenigstens zwei und höchstens 12 Monate Elterngeld beziehen. Der Antrag kann erst nach der Geburt gestellt werden – und zwar bei der örtlichen Elterngeldstelle. Dort könnt ihr euch aber schon während der Schwangerschaft individuell beraten lassen und so die für euch perfekte Lösung finden.

Kinderbetreuungsgeld, Familienbeihilfe, Familienbonus Plus und Familienzuschlag in Österreich

In Österreich gibt es die sogenannte Elternkarenz als Zeitraum ohne Entgeltfortzahlung, die Dienstnehmerinnen und Dienstnehmer anschließend an die Schutzfrist nach der Geburt erhalten. Sofern Du die Meldefristen einhältst, hängt die Karenz nicht von der Zustimmung des Arbeitgebers ab. Die Elternkarenz bietet euch als Eltern in Österreich vielfältige Möglichkeiten, den Zeitraum nach der Geburt nach euren Wünschen zu gestalten. Neben der Karenz für Mütter nach dem Mutterschutzgesetz gibt es auch eine Karenz für Väter nach dem Väterkarenzgesetz. Sobald das Kind geboren ist, habt ihr innerhalb der ersten zwei Jahre Anspruch auf Vollkarenz, die spätestens zum Ende des 2. Lebensjahrs des Kindes endet. Die Karenz kann bis zu zweimal mit dem Partner geteilt werden. Als Elternteile könnt ihr dabei jeweils drei Monate bis zum Schuleintritt aufschieben. Auch verschiedene finanzielle Unterstützungen werden in Österreich angeboten, die ich Dir im Folgenden genauer beschreiben möchte.

Familienbeihilfe

Nach der Geburt kann ein Elternteil beim Finanzamt Familienbeihilfe beantragen. Anspruch darauf hat vor allem die Mutter. Sie kann jedoch zugunsten des Vaters durch eine schriftliche Erklärung darauf verzichten. Die Höhe des Betrags hängt von der Anzahl und vom Alter der Kinder ab. Die Familienbeihilfe wird jeweils für zwei Monate im Voraus gezahlt.

Kinderbetreuungsgeld

Das Kinderbetreuungsgeld ist das österreichische Pendant zum Elterngeld in Deutschland. Es steht bis auf wenige Ausnahmen allen zu, die auch Familienbeihilfe erhalten können. Ab der Geburt kann Kinderbetreuungsgeld bezogen werden. Allerdings ruht der Anspruch bis zur kompletten Auszahlung des Wochengelds. Sollte letzteres niedriger sein als der Tagsatz des Kinderbetreuungsgeldes, wird die Differenz ausgezahlt. Die Auszahlung ist bis zum 30. Lebensmonat möglich – wenn die Karenz geteilt wird sogar bis zum 36. Lebensmonat. Allerdings gilt die arbeitsrechtliche Karenz bis maximal zum 24. Lebensmonat. Während Du Kinderbetreuungsgeld beziehst, bist Du unfall- und krankenversichert. In der Pensionsversicherung erhältst Du jedoch maximal 24 Beitragsmonate pro Kind. Es ist möglich, während dieser Zeit in Teilzeit zu arbeiten oder etwas dazu zu verdienen. Hierfür gibt es aber Einkommensgrenzen. Grundsätzlich können zwei Arten von Kinderbetreuungsgeld unterschieden werden:

1. Einkommensabhängiges Kinderbetreuungsgeld
2. Pauschalierte Kurzleistung von 1000 Euro im Monat

Wägt gut ab, welche Variante für euch am besten ist. Die Beantragung erfolgt schriftlich, persönlich oder elektronisch bei der zuständigen Stelle des

Bundesministeriums für Arbeit, Familie und Jugend. Dort erhaltet ihr auch noch viele weitere nützliche Informationen und könnt euch genauer über das Kinderbetreuungsgeld informieren.

Familienbonus Plus

Auch der Familienbonus Plus soll österreichische Eltern finanziell entlasten. Es handelt sich hierbei um einen Steuerabsetzbetrag, mit dem die Steuerlast sofort reduziert wird. Er steht allen Eltern zu, die für ihr Kind Familienbeihilfe beziehen und in Österreich steuerpflichtig sind. Der Familienbonus Plus wird monatlich betrachtet. Er kann ab dem Monat der Geburt beantragt werden und liegt bis zum 18. Geburtstag bei 125 Euro monatlich. Danach steht Familien noch ein reduzierter Familienbonus Plus in Höhe von 41,68 Euro pro Monat zu, solange die Eltern für das Kind noch Familienbeihilfe beziehen.

Familienzuschlag

Zu guter Letzt ist auch noch der Familienzuschlag interessant. Er richtet sich an Eltern, die eine Leistung der Arbeitslosenversicherung für den Unterhalt von Angehörigen beziehen—also für den Kindsunterhalt oder Ehegattenunterhalt. Du kannst den Familienzuschlag in diesem Fall für Dein Kind erhalten. Der Zuschlag beträgt aktuell 0,97 pro Tag pro Kind.

WIE DU DEINEM KIND EINEN VERANTWORTUNGSVOLLEN UMGANG MIT GELD BEIBRINGST

Disclaimer: Da mich dieses Thema persönlich sehr interessiert und mir das sehr wichtig ist, dass auch mein Kind zu diesem wichtigen Thema herangeführt wird, möchte ich dir hiermit nur einen Tipp geben, wie ich das Ganze mache...

Kinder müssen glücklicherweise noch nicht darüber nachdenken, wie sie ihren Lebensunterhalt selbst bestreiten. Dementsprechend sorgenfrei und behütet ist ihre Kindheit. Nichtsdestotrotz sollten Eltern möglichst früh damit beginnen, ein finanzielles Bewusstsein bei ihren Kindern zu schaffen und sie an den richtigen Umgang mit Geld heranzuführen. Irgendwann wird jedes Kind auf eigenen Beinen stehen müssen. Da hilft es sehr, wenn es schon in der Kindheit und Pubertät gelernt hat, verantwortungsvoll mit Geld umzugehen. Erfahre hier, wie es Dir als Papa gelingt, Dein Kind schon früh an die richtige Einstellung zum Thema Geld heranzuführen.

VERANTWORTUNGSBEWUSST GELD AUSGEBEN - ELTERN HABEN VORBILDFUNKTION

Als Mama und Papa habt ihr für euer Kind eine wichtige Vorbildfunktion. Ganz egal, ob es um soziale Interaktion, um die Ernährung, um die Körperhygiene oder eben um das Geld geht—Kinder imitieren, was ihre Eltern ihnen vorleben. Die wichtigste Grundvoraussetzung dafür, dass Dein Kind später verantwortungsbewusst mit seinem Geld umgeht, ist also, dass es bei Dir und Deiner Partnerin einen solchen Umgang mit Geld beobachten kann. Achtet also innerhalb der Familie darauf, wie ihr mit eurem Geld umgeht. Beobachtet euer Kind, dass ihr alles, was ihr haben möchtet, sofort und ohne größeres Nachdenken auch anschafft, wird es dieses Verhalten später wahrscheinlich nachahmen. Sieht es hingegen, dass ihr vor größeren Anschaffungen erst einmal in der Familie über die Notwendigkeit sprecht, Vor- und Nachteile erörtert und den Kauf gegebenenfalls noch ein paar Monate aufschiebt, wird es seine Kaufentscheidung als Erwachsener höchstwahrscheinlich auch besser planen und abwägen.

Auch Bilderbücher helfen, schon kleinen Kindern zu vermitteln, dass fast alles im Leben Geld kostet.

Buchtipp: Ein Hund namens Money: Spielerisch zu Erfolg und Wohlstand von Bodo Schäffer

TIPP

Über Geld sprechen!

In manchen Familien wird das Thema Geld nur nebenbei thematisiert oder gar komplett umschifft. Das ist aber nicht sinnvoll. Schon ab einem Alter von etwa vier Jahren könnt ihr anfangen, mit eurem Kind über das Thema Geld zu sprechen. Vermittelt ihm, wie wichtig Geld im Alltag ist und beantwortet die Fragen, die euer Kind dazu hat.

Gesellschaftsspiele für die ganze Familie

Ravensburger - Rund ums Taschengeld
Ravensburger - Wir spielen Einkaufen

TASCHENGELD IST WICHTIG

Denk doch mal an Deine eigene Kindheit zurück: Hast Du von Deinen Eltern regelmäßig Taschengeld bekommen? Oder gehörten Deine Eltern eher zu der Fraktion „Sag Bescheid, was Du brauchst, dann kaufen wir es Dir"? Wie würdest Du Deinen eigenen Umgang mit Geld jetzt als Erwachsener einschätzen, wenn Du mal ganz objektiv bist? Studien zeigen nämlich, dass Kinder, die regelmäßig einen Betrag von ihren Eltern erhalten, in ihrem späteren Leben auch besser mit dem zur Verfügung stehenden Geld umgehen können. Deshalb empfehlen Experten Eltern auch schon längst, relativ frühzeitig Taschengeld an ihre Kinder zu zahlen. Damit kann super für das Thema Geld sensibilisiert werden. Die offizielle Taschengeldtabelle vom Deutschen Jugendinstitut staffelt sich dabei wie folgt:

- bis 6 Jahre: 50 Cent bis 1 Euro pro Woche
- 6 und 7 Jahre: 1 bis 2 Euro pro Woche
- 8 und 9 Jahre: 2 bis 3 Euro pro Woche
- 10 Jahre: 15 bis 18 Euro im Monat
- 11 Jahre: 18 bis 20,50 Euro im Monat
- 12 Jahre: 20,50 bis 23 Euro im Monat
- 13 Jahre: 23 bis 25,50 Euro im Monat

- 14 Jahre: 25,50 bis 30,50 Euro im Monat
- 15 Jahre: 30,50 bis 38 Euro im Monat
- 16 Jahre: 38 bis 45,50 Euro im Monat
- 17 Jahre: 45,50 bis 61 Euro im Monat
- ab 18 Jahre: 61 bis 76 Euro im Monat

Wichtig: Über dieses Geld sollte Dein Kind weitestgehend frei verfügen können. Gibt es alles davon schon am ersten Tag aus, so muss es bis zum nächsten Zahltag warten, bevor es wieder Taschengeld bekommt. Wenn es in dieser Zeit dann noch einen anderen Wunsch hat, wird es schnell lernen, wie sinnvoll es ist, sich Geld auch mal für später aufzuheben. Im Alter von zehn Jahren können die meisten Kinder, die schon sehr früh Taschengeld erhalten haben, dann schon recht gut mit ihrem Geld haushalten und geben nicht alles auf einmal aus.

EIN KINDERKONTO ERÖFFNEN

Das monatliche Taschengeld wird von den meisten Kindern dennoch im Laufe des Monats für spontane Wünsche ausgegeben—und eben nicht gespart. Deshalb solltet ihr als Eltern darauf achten, dass euer Kind trotzdem regelmäßig einen gewissen Betrag zurücklegt und es beim Sparen unterstützen. Schließlich möchte es irgendwann auch mal einen Führerschein bezahlen und ein erstes Auto finanzieren können. Ein Kinderkonto kann beim Sparen und beim verantwortungsbewussten Umgang mit Geld helfen. Ein solches kann mit oder ohne Sparvertrag abgeschlossen werden. Ein Kinderkonto ist bereits während der Schulzeit empfehlenswert und hilft eurem Kind dabei, frühzeitig erste Erfahrungen mit der Bank zu sammeln. Kinder bekommen zu Geburtstagen oder zu Weihnachten oftmals auch einen Geldschein für die Spardose von den Großeltern zugesteckt. Dieses Geld kann aufs Kinderkonto eingezahlt werden. Dann könnt ihr gemeinsam verfolgen, wie der Kontostand wächst. Das ist für Kinder eine wertvolle Erfahrung, die ihnen später einen verantwortungsvollen Umgang mit Geld erleichtern wird.

7 CLEVERE GELDTIPPS FÜR ELTERN

Jedes Kind kostet Geld, na klar! Umso besser, wenn Du als Papa so clever bist, Dich rechtzeitig über Sparmöglichkeiten in eurem Alltag mit Kind zu informieren. Tatsächlich gibt es davon nämlich so einige. Ich habe in diesem Abschnitt ein paar Geldtipps für Mamas und Papas zusammengefasst, mit denen ihr eure Haushaltskasse schonen und sinnvoll mit eurem Geld haushalten könnt.

Tipp 1: Die Steuerklasse wechseln

Je nachdem, wie eure genaue Partnerschaftskonstellation aussieht, macht es womöglich Sinn, die

Steuerklasse zu wechseln. Arbeitet Deine Partnerin Teilzeit oder verdient einfach weniger Geld als Du, ist sie wahrscheinlich in der Steuerklasse V eingestuft. Damit sie mehr Elterngeld bekommt, lohnt es sich womöglich, die Steuerklasse zu wechseln. Lass Dich hierzu aber auf jeden Fall vorab genau und individuell beraten—zum Beispiel direkt bei der Elterngeldstelle. So vermeidest Du hohe Nachzahlungen im nächsten Jahr.

Tipp 2: Betreuungskosten steuerlich geltend machen

Mit einem Jahr, mit zwei Jahren oder erst nach dem dritten Geburtstag—irgendwann wird euer Kind wahrscheinlich eine Kinderbetreuung benötigen, damit ihr beide wieder mehr arbeiten könnt. Was viele Eltern nicht wissen: Die Kosten für die Kinderkrippe und den Kindergarten lassen sich bis zu zwei Drittel von der Steuer absetzen. Ihr könnt bis zum 14. Lebensjahr maximal **4.000 Euro pro Kind** im Jahr steuerlich geltend machen. Das lohnt sich!

Tipp 3: Second Hand kaufen

Es muss nicht immer alles neu sein. Kinderwagen, Kinderspielzeug und Anziehsachen für die Kleinsten haben eine vergleichsweise kurze Nutzungsdauer. Wurden sie nur von einem Kind genutzt, bespielt und getragen, sind sie danach oftmals noch in einem sehr guten Zustand. Deshalb ist es sinnvoll, solche Dinge nicht einfach neu zu kaufen, sondern lieber nach gut erhaltenen, gebrauchten Stücken Ausschau zu halten. Auf diese Weise bekommt ihr für euer Kind oftmals tolle Sachen zum absoluten Schnäppchenpreis. Unser Kinderwagen haben wir als Bsp. gebraucht übernommen und auch bei der Erstausstattung mit dem Gewand haben wir auf Second Hand von meiner Schwester zurückgegriffen, die die Babyplanung ohnehin schon abgeschlossen hat!

Tipp 4: Kindergeld für euer Kind anlegen

In Deutschland gibt es das Kindergeld für alle Eltern. Es beläuft sich auf rund 200 Euro im Monat, sodass Du innerhalb eines Jahres etwa 2400 Euro pro Kind erhältst. Legst Du das Kindergeld von Anfang an für Dein Kind zurück, so kannst Du in 18 Jahren mehr als 43.200 Euro ansparen. Dies ist ein wunderbares Geldpolster für Deinen Nachwuchs.

TIPP

Die Hälfte des Kindergeldes anlegen

Solltest Du aus finanziellen Gründen einen Teil des Kindergeldes für die regelmäßigen Ausgaben benötigen, kannst Du ja immer noch zumindest die Hälfte zurücklegen. Dein Kind wird es Dir später danken und auch Du wirst nachts ruhiger schlafen, wenn Du Dir keine Sorgen um die finanzielle Zukunft Deines Kindes machen musst.

Darüber hinaus kannst Du auch noch andere Gelegenheiten nutzen, um Geld für Dein Kind zurückzulegen—wie etwa die Scheine, die Oma und Opa Dir nebenbei für die Sparbüchse zustecken.

Wir haben uns für ein Aktien Depot entschieden, das im Moment noch auf meinen Namen läuft. Dort wird ein Etf Sparplan auf einer monatlicher Basis bespart, sowie ab und zu auch Aktien Einzel Werte. Uns persönlich ist es so lieber, damit wir die Kontrolle behalten, was die geschenkten Spielsachen angeht. Das Ganze haben wir von Anfang an in der Familie kommuniziert, damit nicht zu viele Spielsachen von den Verwanden gekauft werden.

Tipp 5: Günstige Aktivitäten für das Kind planen

Unabhängig vom Alter brauchen Kinder Beschäftigung. In den ersten Jahren mögen die Freizeitaktivitäten für Deinen kleinen Schatz noch preiswert oder gratis sein, aber später kann dieser Posten ebenfalls ganz schön ins Geld gehen. Zoo, Vergnügungspark, Freizeitbad, Museum—der Eintritt für diese Aktivitäten summiert sich schnell. Zum Glück gibt es auch hier Sparmöglichkeiten: So kannst Du beispielsweise vorab im Internet nach Coupons Ausschau halten, mit denen Ermäßigungen auf den Eintritt möglich sind. Ein Besuch im Erlebnis- oder Tierpark lohnt sich zudem meist am Geburtstag des Kindes, denn dann erhält es bei vielen Veranstaltern kostenlosen Eintritt. Oftmals bieten Museen auch an einem Tag in der Woche freien Eintritt an. Darüber hinaus müssen Freizeitaktivitäten für Dein Kind nicht immer teuer sein. Kreativität zahlt sich aus: Eine Fahrradtour mit Picknick im Wald, eine selbst organisierte Schnitzeljagd, ein Besuch auf dem Bauernhof nebenan, eine Übernachtung im Zelt im eigenen Garten inklusive Lagerfeuer, ein Nachmittag am Badesee... All das sind (fast) kostenfreie Beschäftigungsmöglichkeiten, die nichtsdestotrotz bleibende Erinnerungen bei der ganzen Familie schaffen werden.

Tipp 6: Immer die Preise vergleichen

Ein wichtiger Tipp für alle Familien, die im Alltag Geld sparen möchten, besteht darin, immer die Preise zu vergleichen. Auf diese Weise lassen sich teils immense Summen sparen. Das beginnt schon beim Wocheneinkauf im Super- oder Drogeriemarkt: Sieh Dir vorab die Prospekte an, um besonders günstige Angebote zu entdecken und leg Dir dann gleich Vorräte an. Gerade bei haltbaren Lebensmitteln wie Babybrei oder anderen Babypflegeprodukten wie Windeln und Pflegeöl funktioniert das hervorragend. Auch im Supermarkt oder der Drogerie solltest Du nicht immer das erstbeste Produkt wählen, sondern die Preisschilder lesen und vergleichen. Allein dadurch, Dich für die jeweiligen Hausmarken zu entscheiden, kannst Du Deinen Geldbeutel schonen.

Darüber hinaus gilt natürlich auch bei sämtlichen größeren Anschaffungen und Ausgaben wie der Erstausstattung, Geburtstagsgeschenken für Dein

SPARTIPP

Auch Versicherungen vergleichen!

Auch, wenn Du Versicherungen für Dich, Deine Partnerin oder Dein Kind abschließt, ist das Sparpotenzial hoch, sofern Du vorab einen Vergleich durchführst. Bei bereits bestehenden Versicherungen lohnt sich mitunter ebenfalls ein Anbieterwechsel, um die Gebühr zu reduzieren. Deshalb solltest Du einmal im Jahr die Polizzen für Deine Versicherungen überprüfen und nach einem günstigeren Anbieter suchen. Dafür sind spezielle Vergleichsportale im Internet ideal, die für Dich automatisch die jeweils günstigste Versicherung aussuchen und Dir auch den Wechsel erleichtern.

Kind und dem Jahresurlaub: Vergleiche, vergleiche, vergleiche! Du wirst erstaunt sein, wie hoch die dadurch erzielbaren Ersparnisse sind!

Tipp 7: Kostenlose Babybetreuung organisieren

Nicht alle Eltern können sich so glücklich schätzen, dass die Großeltern in der Nähe wohnen und ihnen das Baby auch mal abnehmen können. Falls ihr keine eigene Familie in eurer Region habt, die euch unterstützt, müsst ihr aber dennoch nicht auf einen teuren Babysitter zurückgreifen. Es gibt verschiedene Möglichkeiten, um euch mal eine Auszeit zu verschaffen, ohne dafür viel Geld auszugeben. So könnt ihr beispielsweise eine Babysitter-Runde gründen. Vereinbare mit befreundeten Eltern, die ein Kind im ähnlichen Alter haben, dass ihr abwechselnd auf eure Kids aufpasst. Das spart nicht nur Geld, sondern ist auch für euer Baby von Vorteil, weil es so schon sehr früh an soziale Kontakte zu Gleichaltrigen gewöhnt wird.

SCHLUSSWORT

Papa werden ist nicht schwer, Papa sein dagegen sehr! Dieses Zitat trifft den Nagel auf den Kopf. Mit diesen Abschlussworten möchte ich danke sagen an alle, die mich unterstützt haben. Ganz besonders möchte ich danke sagen zu meiner Familie für die Unterstützung und die fehlende Zeit, wo ich versucht habe dieses Buch zu schreiben. Die meisten werdenden Väter verspüren ab dem positiven Schwangerschaftstest der Partnerin eben nicht nur die absolute Glückseligkeit, sondern haben auch viele Fragezeichen im Kopf und sind unsicher, wie es ihnen gelingt, ein guter und moderner Papa für ihr Kind zu werden.

Eines möchte ich noch gerne loswerden: Du wirst mit Sicherheit an deine Grenzen stoßen! Wirst Du das schaffen? Ja, auch wenn es manchmal aussichtslos erscheint. Eines steht fest, Du wirst nach dem Buch der beste Papa der Welt für dein Kind.

KOSTENLOSER BONUS:

Als Beigabe möchte ich dir noch Hilfsmittel und Checklisten mit auf dem Weg geben. Diese haben sich als sehr nützlich und hilfsbereit erwiesen. Mit den beigelegten Listen ist es fast unmöglich etwas zu vergessen aber nur fast. ☺

BEIGELEGTE CHECKLISTEN:

- **Checkliste für Organisatorische Sachen wie:** Was muss Wann erledigt sein Vor bzw. nach der Geburt
- Familienzeit Bonus für Väter: Kurz im Überblick nochmal zusammengefasst
- **Höhe der Familienbeihilfe**
- **Kinder-Betreuungsgeld und Familienzeit Bonus:** Für Österreich vom Bundeskanzleramt
- **Papa Kliniktasche damit nichts vergessen wird!**
- **E-Book Entwicklungskalender für dein Baby:** Monat 1 – 12 Erklärt Dir wie sich dein Kind Monat für Monat entwickelt mit Bildern und Beschreibungstext

Viel Spaß beim durchschauen:
https://bit.ly/33IM9Wj

Danke für deine Aufmerksamkeit!
Alles gute

IMPRESSUM

Christian Binder wird vertreten durch:

Mario Köstl
Stambach 12
4822 Bad Goisern

Covergestaltung: 99Designs

Printed in Poland
by Amazon Fulfillment
Poland Sp. z o.o., Wrocław

84430808R00094